STEFANIE AREND

Masaje fascial

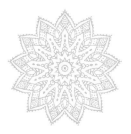

Una guía para librarse del dolor
y mantenerse flexible y lleno de energía
con el masaje de las fascias

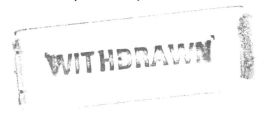

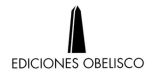

EDICIONES OBELISCO

Si este libro le ha interesado y desea que le mantengamos informado
de nuestras publicaciones, escríbanos indicándonos qué temas son de su interés (Astrología,
Autoayuda, Ciencias Ocultas, Artes Marciales, Naturismo, Espiritualidad, Tradición…)
y gustosamente le complaceremos.

Los ejercicios y recomendaciones de este libro en ningún caso sustituyen los tratamientos
médicos o psicológicos. En caso de enfermedad, dolencia o durante el embarazo consultar
siempre primero a un médico o terapeuta natural. Ni la editorial ni la autora se harán
responsables de los eventuales daños.

Puede consultar nuestro catálogo en www.edicionesobelisco.com

Colección Salud y Vida natural
Masaje fascial
Stefanie Arend

1.ª edición: junio de 2017

Título original: *Vital und gesund durch Faszien Massage*

Traducción: *Marta López de la Madrid*
Maquetación: *Marga Benavides*
Corrección: *Sara Moreno*
Diseño de cubierta: *Isabel Estrada*

© 2015, Schirner Verlag, Darmstadt, Alemania
(Reservados todos los derechos)
© 2017, Ediciones Obelisco, S. L.
(Reservados los derechos para la presente edición)

Edita: Ediciones Obelisco, S. L.
Collita, 23-25 Pol. Ind. Molí de la Bastida
08191 Rubí - Barcelona - España
Tel. 93 309 85 25 - Fax 93 309 85 23
E-mail: info@edicionesobelisco.com

ISBN: 978-84-9111-237-2
Depósito Legal: B-12.539-2017

Printed in Spain

Impreso en España en los talleres gráficos de Romanyà/Valls S. A.
Verdaguer, 1 - 08786 Capellades (Barcelona)

Dedico este libro a todas las personas
que tienen el valor de fiarse plenamente
de su cuerpo y dejarse guiar por sus señales.

Agradecimientos

Gracias de todo corazón a mi maravillosa familia, que entiende siempre que me recluya para escribir mis libros. También les estoy agradecida a los amables participantes de mis cursos de yoga y formaciones, que con sus continuos comentarios me han demostrado una y otra vez el efecto positivo que puede llegar a producir en cuerpo y mente la combinación del trabajo fascial y el yoga. Agradezco que Paul y Suzee Grilley hayan compartido conmigo sus formidables conocimientos de yin yoga, y que Jill Miller y el doctor Robert Schleip hayan dedicado tiempo y esfuerzo a escribir un prólogo para este libro. También le estoy agradecida a Schirner Verlag, especialmente a Heidi y Markus Schirner, que me sugirieron este proyecto, así como a mi lectora Karin Garthaus, que ha revisado pacientemente todos los textos, a la maravillosa fotógrafa Alexandra Scherbel, que ha hecho estas fantásticas fotos, y, cómo no, también a la empresa Bausinger (www.bausinger.de), que me ha provisto de sus estupendos accesorios, y a la empresa Wellicious (www.wellicious.de), que ha vuelto a poner a mi disposición su magnífica ropa de yoga.

NAMASTÉ, LUZ Y AMOR,
Stefanie Arend

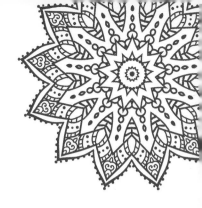

PRÓLOGO

Desde niña he practicado siempre muchísimo deporte. De jovencita me encantaba sobre todo el deporte de combate y durante años he entrenado a diario con gran placer y mucha pasión. Pese a todo el movimiento muy pronto sufrí dolores de espalda crónicos. A los veintipocos, el traumatólogo empezó a ponerme regularmente inyecciones para aguantar los dolores. Por aquel entonces aún no entendía el grito de auxilio de mi cuerpo y seguí entrenando diariamente sin cuestionarme esas señales. Sin embargo, como los dolores de espalda y también de rodillas fueron en aumento, al final, lamentablemente, tuve que dejar el deporte de combate que tanto me gustaba.

Tras una fase de regeneración me lancé a probar el yoga, que a pesar de mis lesiones me fue sorprendentemente bien. Tan bien, incluso, que al cabo de un tiempo mis rodillas operadas se regeneraron por completo. Gracias a eso es verdad que mis dolores de espalda mejoraron un poco, pero por desgracia no conseguí eliminarlos del todo con la mera práctica, activa y vigorosa, de yang yoga de entonces. Al cabo de unos años, una hernia discal frenó también mi práctica de yoga. Una vez más me vi obligada a hacer un parón. Me planteé por qué pese a todo el deporte seguía teniendo dolores recurrentes.

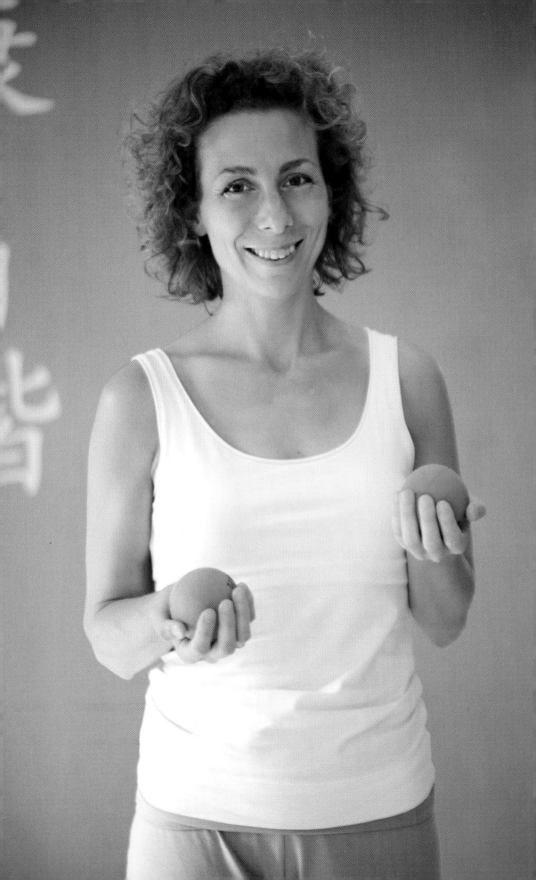

¿O era precisamente por eso? ¿Qué había pasado por alto durante todos los años de ejercicio? ¿Qué pieza importante del puzle me faltaba para tener un cuerpo sano y sin dolores?

Entonces empecé a moverme intuitivamente, sin la orientación de profesor alguno; fiándome plenamente de mi cuerpo y dejándome guiar por él, lo que me llevó a hacer mis primeros ejercicios de yin yoga, sin haber oído hablar jamás de esos estiramientos pasivos y largos. Por primera vez y de forma totalmente involuntaria, entré en contacto consciente con mis fascias, accediendo así a ellas y pudiéndolas sentir. Debido a la práctica excesiva dirigida a la musculatura, mis fascias estaban totalmente sobrecargadas y estresadas. No les había dado tiempo para regenerarse. Mi cuerpo era como una esponja permanentemente estrujada, pero a la que no habían permitido dilatarse de nuevo y llenarse de agua. Mediante mi enfoque completamente nuevo no tardé en notar los primeros cambios en mi cuerpo, que fueron tremendamente positivos, por lo que continué siguiendo mis impulsos internos. A los tres meses de practicar ejercicios intuitivos desaparecieron todas las molestias.

Ahondé en mis conocimientos de este suave método junto a mi admirado profesor de yin yoga, Paul Grilley, que hacía mucho que había tomado conciencia de la importancia de las fascias. De este modo entendí las conexiones entre fascias, músculos y el cuerpo en su conjunto, y cambié mi práctica hacia un enfoque integral.

Desde entonces, el trabajo de las fascias se convirtió en parte integrante de mis actividades deportivas y a partir de ahí no volví a tener dolores de espalda. En los últimos años, he integrado en mis cursos de yoga el trabajo con determinados accesorios para llegar a las fascias de otra forma. Al principio, no fue más que un experimento, pero la respuesta de mis alumnos ha sido tan categóricamente positiva que desde entonces se ha convertido en parte integrante de mis cursos.

En este libro quisiera darte una idea de cómo es el fascinante mundo de las fascias y ofrecerte ejercicios que puedes hacer tranquilamente por tu cuenta. Así pues, cuentas con una valiosa herramienta para po-

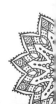

derte tratar con eficacia cuadros de dolor y conseguir al mismo tiempo un cuerpo sano, flexible y fuerte.

Ahora espero que disfrutes mucho conociendo y experimentando la ayuda para la autoayuda.

PRÓLOGO DEL DR. ROBERT SCHLEIP

Las fascias son todo menos un nuevo descubrimiento. Cualquier practicante de yoga las percibe intuitivamente como fuentes de percepción de la clara sensación de tensión que acompaña a los estiramientos prolongados, y cualquier médico recordará de la carrera esta fibrosa red de tejido conjuntivo aparentemente carente de estructura. A pesar de ello, la investigación académica las ha relegado durante demasiado tiempo por ser un órgano envolvente irrelevante. También en el campo de la medicina deportiva han malvivido proverbialmente cual Cenicienta, mientras que la atención se centraba casi exclusivamente en su hermana mayor, la musculatura.

Por suerte, eso ha cambiado muy rápido en los últimos años gracias a unos mejores sistemas de medición. Hoy sabemos que las fascias modifican sustancialmente la fuerza de transmisión muscular y que son capaces de contraerse de forma autónoma y adherirse unas a otras. Desde hace un tiempo también está claro que la mayoría de los dolores y limitaciones del aparato locomotor tienen mucho menos que ver con las fibras musculares rojas que con las fascias musculares y cápsulas articulares; y hoy también sabemos que la red fascial que recorre todo el cuerpo es uno de nuestros órganos sensoriales más amplios en relación con el número de sensores. Especialmente para la percepción del propio cuerpo es, con diferencia, nuestra principal fuente sensorial.

Que nos sintamos jóvenes y elásticos o viejos y frágiles también tiene que ver, naturalmente, con esa percepción corporal de los sentidos. Sin embargo, esa sensación se basa, de entrada, en el apelmazamiento de nuestras fascias, que con el movimiento parcial y una alimentación deficiente empiezan a formar las denominadas reticulaciones y a perder elasticidad año a tras año. Los simios –al menos eso se demostró con los chimpancés– que viven en unas condiciones inadecuadas de cautividad curiosamente sufren casi los mismos problemas de articulación que las personas llamadas sedentarias; por el contrario, con un *modus vivendi* adecuado, la mayor parte de los animales se libra de ellos. No deja de ser curioso que los seres humanos tendamos a padecer el deterioro articular propio de la edad en las articulaciones que, en comparación con nuestros hermanos de evolución, sólo utilizamos moderadamente, es decir, cuyo margen de movimiento articular apenas aprovechamos a diario (por ejemplo: articulaciones de cadera, hombros y nuca). Pero, en cambio, se mantienen jóvenes y flexibles aquellas articulaciones de cuyo margen de movimiento hacemos un uso sumamente simiesco. En resumen: el bípedo sedentario que no quiera oxidarse hará bien en mantener el cuerpo sano con una especie de gimnasia simiesca. ¡El que no se mueve, se anquilosa!

Evidentemente, el yoga no es una gimnasia simiesca, pero se acerca mucho a una filosofía de movimiento natural que procura estimular el cuerpo humano de una manera sana dentro de su margen de movimiento anatómico establecido. Para mí, salud, fascias y yoga combinan igual de bien que vacaciones, viajes y un buen libro. Así pues, es para mí un placer aún mayor, si cabe, felicitarte por la adquisición de este maravilloso libro, que sobre la base del yoga te ofrece de forma ilustrativa un enfoque del *fitness* orientado a las fascias. La autora, Stefanie Arend, está considerada una de las expertas más competentes en yin yoga, una corriente que aborda de forma especialmente intensa los tejidos conjuntivos fasciales. Realizó una de sus primeras formaciones de yin yoga con Paul Grilley, el estadounidense pionero en dicha disciplina, quien asimismo goza de buena reputación en mis círculos de investigación fascial más bien académicos. Los estiramientos lentos que éste propagó parece que, en efecto, producen diversos resultados especialmente beneficiosos. Algunos de ellos han podido analizarse hoy día en cultivos celulares, donde ha quedado patente que la respuesta de cicatrización positiva es más completa y rápida cuando las células se estiran más prolongadamente y a su vez con mayor suavidad. En los próximos años –fascinantes para mí– se verá qué mensajeros químicos concretos intervienen en ello.

Además de los estiramientos lentos, en este libro sobre el trabajo fascial también se presentan accesorios, como las pelotas, que junto con los rodillos se emplean desde hace algunos años profusamente en fisioterapia. Para los pacientes son herramientas valiosas para que, incluso en su propia casa, puedan ayudarse un poco a sí mismos en caso de dolor o mantener el cuerpo sano y en forma preventivamente.

El entrenamiento fascial combinado de pelotas y yoga, especialmente el yin yoga, es óptimo, en mi opinión, porque así las fascias se trabajan y se nutren de otra manera. Les gusta la actividad variada y así se abordan de forma especialmente eficiente. La práctica de yin yoga elonga el tejido conjuntivo muscular –es decir, las fascias–, más bien plano y de cadenas largas; por el contrario, las pelotas trabajan las fascias localmente, de manera que pueden trabajarse con suma precisión las adherencias sueltas o incluso los puntos gatillo. Stefanie Arend, que desde hace ya años imparte asiduamente cursos de yin yoga y de formación, ha constatado que los practicantes de yoga mejoran tremendamente su movilidad combinando ambos métodos y reducen enseguida o hasta eliminan por completo los cuadros de dolor.

Curiosamente, hay muchos paralelismos entre las vías fasciales recién investigadas y los conocimientos ancestrales de los meridianos, con los que se trabaja en la medicina tradicional china. El yin yoga se centra muy concretamente en los meridianos, y el rodamiento fascial con pelotas puede, además, actuar como la acupresión sobre las zonas del cuerpo en cuestión.

También la alimentación halla aquí su trascendencia, ya que nuestro sustento cotidiano puede ejercer una influencia sobre todo el cuerpo, es decir, también sobre las fascias. Sin embargo, limitarse a beber mucha agua para mantener unas fascias flexibles no es en absoluto suficiente, como suele pensarse erróneamente. Dado que Stefanie Arend

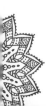

se dedica al tema de la alimentación desde un punto de vista global e integral, dará aquí valiosas nociones.

Queridos lectores, queridos sedentarios y queridos aficionados potenciales a la gimnasia simiesca, la elección es vuestra. ¿Queréis seguir oxidándoos en vuestras jaulas? ¿O queréis empezar a reconquistar, paso a paso, vuestro derecho innato evolutivo a un cuerpo joven y ágil? Este libro es un aliciente ideal para probar la segunda opción.

PRÓLOGO DE JILL MILLER

Tu cuerpo cuenta con una zona menos investigada aún. Cual auténtica fuente, que dormita en las profundidades de la superficie terrestre, bajo tu piel yacen también líquidos, células y fibras interconectadas que tienen el potencial de calmar tu sed de salud, bienestar y equilibrio corporal. Suena mágico, fantástico y de algún modo místico que tu «fuente de juventud» personal tenga que yacer en ti mismo, pero esta fuente inutilizada siempre ha estado ahí para ti. Hasta la palabra «fascias» suena a país remoto y ajeno, cuyo nombre se susurra en el tono tranquilizador de una nana. Con un poco de práctica y maña, encontrarás el acceso a esta estructura viva que te mantiene articulado y con ello a ti mismo. La autosanación es, en efecto, un derecho de nacimiento que nos fue concedido a todos en la cuna, pero de vez en cuando el camino del autodescubrimiento puede plantear más interrogantes que ofrecer respuestas. Stefanie Arend es una profesora brillante que puede llevarte por la espesura de las fascias hacia los faros del autocuidado y la autosanación.

Oí por primera vez la palabra «fascias» en 1991 a la edad de 19 años en mi clase de yoga. Aunque me crie como hija de médico, fue mi profesor de yoga Glenn Black el que me abrió una perspectiva del cuerpo totalmente nueva. Fue también el que me inició en el concepto de la interconexión, que significa que todo está conectado entre sí. Pero no fue hasta años más tarde cuando comprendí cómo las fascias

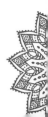

crean esa interconexión interna. Las fascias son una malla del propio cuerpo, un tejido blando que forma y conecta un armazón, recorre el cuerpo y le proporciona la cohesión estructural y sensorial. Y cuando es debidamente estimulado, fomenta el equilibrio físico y emocional entre cuerpo y mente.

Antes de toparme con Glenn, había estado un par de años estudiando una modalidad de masaje japonés de acupresión llamada shiatsu. En aquel entonces, en 1989, de las fascias ni se hablaba; aprendí más bien cosas sobre los meridianos, que son los canales energéticos del cuerpo. Estos catorce canales energéticos bien definidos vienen a ser como un sistema de detección, diagnóstico y tratamiento. Aprendí que los meridianos recorren diversas áreas del cuerpo, al igual que las líneas de la red del metro una ciudad. Estos canales me llamaron la atención, ya que ni queriendo me hubiese imaginado su existencia. Y me surgió la pregunta de por qué, en efecto, «sentía» la energía en las vías, pero no era capaz de ligarla a un tejido concreto. Mis instructores me dijeron que los canales eran parecidos a los nervios, pero que no eran tejidos nerviosos ni musculares, aunque los meridianos pudiesen recorrer o pasar sobre todos los tejidos del cuerpo.

Como practico yoga desde los 11 años, conozco además muy bien la matriz energética del ayurveda. De acuerdo con la teoría ayurvédica, en el cuerpo hay 350.000 canales energéticos, los llamados *nadis*. En muchos de los ejercicios de yoga que realizaba se hacía siempre distinción entre una anatomía energético-mística y la anatomía científica. Pero siempre tuve claro que también debe de haber explicaciones plausibles para estas sensaciones/energías/vibraciones/elongaciones trascendentes que había experimentado con la práctica del yoga. Ansiaba explicaciones que mi realidad fisiológica pudiese interpretar.

Los cursos de yoga de mi profesor Glenn Black eran una mezcla de ejercicios físicos prácticos y yoga para relajarse. Nos enseñaba de buen grado una postura y luego casi nunca le satisfacía cómo la ejecutábamos, por lo que le pedía a un alumno del curso que se tumbara frente a él en el suelo para hacer con él una demostración de una técnica de

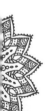

masaje para estimular la zona del cuerpo respectiva y movilizar las fascias. Glenn empleaba las manos para generar fricción, pellizcar la piel, masajear en profundidad los músculos, así como movilizar las articulaciones. Con ello se penetra en zonas desatendidas, disfunciones y tejidos corporales aislados. Todo esto ayuda a las correspondientes posturas. De este modo, nos enseñó a despertar el sexto sentido de nuestro cuerpo, la propiocepción. Le preocupaba que pudiera fallarnos la conciencia y nos animaba a entrenar a diario nuestra capacidad para «mirar dentro de nuestro cuerpo» e integrar nuestras experiencias en las posturas.

Las aportaciones de los masajes y automasajes de Glenn, que nunca dejó de entremezclar, fueron una experiencia increíble para todos, al margen de cómo hubiésemos percibido antes nuestro cuerpo. Después de un masaje experimentábamos una propiocepción insólita, percibíamos nuestro cuerpo como una especie de mapa y nos sentíamos en él más a gusto que nunca. Otra ventaja nada desdeñable del masaje era que abría cámaras emocionales que no se estimulaban con las *asanas*.

Estos ejercicios y resultados repetibles dieron lugar a mi fascinación por las fascias. Afortunadamente, la investigación de las fascias ha cobrado enorme relevancia en los últimos veinte años y ha podido esclarecer muchos misterios del cuerpo que la «anatomía energética» no era capaz de solucionar. Así pues, gran parte de las sensaciones no musculares que he experimentado pueden atribuirse al contexto rico en células de las fascias. Las terminaciones nerviosas, que se extienden por la totalidad del tejido fascial, son una verdadera mina de neuronas propioceptivas. De hecho, las fascias, a excepción de la piel, albergan más neuronas sensoriales que cualquier otro tejido corporal. Vendrían a ser como las antenas del cuerpo, para captar movimiento, contacto y posición. Cuando las fascias están deshidratadas, sobreextendidas, adheridas o desentrenadas, el entorno que alimenta a las neuronas está desabastecido y tu sensación corporal será débil.

Recientes investigaciones de las fascias incluso confirman el cambio positivo en el estado anímico que siempre experimento tras un auto-

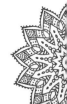

masaje. El masaje fascial es como un bálsamo para un sistema nervioso sobrecargado y estresado. Si el automasaje se hace correctamente mediante determinadas maniobras o ejerciendo una presión constante, pueden controlarse las neuronas sensoriales, que le dan la orden al sistema nervioso central de que se relaje. Esta relajación ayuda al cuerpo a recuperar un estado regenerativo y sanador. Si este autocuidado se lleva a cabo con ternura, uno toma el timón en el más auténtico sentido de la palabra y encamina su cuerpo hacia un nuevo comienzo emocional. Este conocimiento, que he experimentado a través del yoga y los masajes, se confirmó con la nueva investigación fascial. La experimentabilidad de la anatomía mística y de los meridianos sólo puede fundamentarse fisiológicamente y explicarse científicamente.

Nadie más que tú puede escucharte y verte por dentro. Tú eres el superordenador que registra sus propios datos, analiza la información e interpreta sus experiencias de dentro afuera. No dejes que transcurra tu tiempo vital sin haber registrado y experimentado cada rincón y cada resquicio de tu estructura corporal. La autognosis empieza por la exploración del yo y el autoanálisis. Una falta de autodescubrimiento te hace susceptible al ataque ajeno. Cuanto más explores tu sistema fascial global, más sensible te volverás a la hora de experimentar diversas sensaciones como el dolor y el placer. Confiarás más en tu cuerpo, y cuando te halles ante retos físicos o emocionales, gracias a tu autognosis estarás en disposición de mitigar tus dolores o reacciones de estrés, sin tener acto seguido la sensación de que necesitas consejo médico. En otras palabras: está en tu mano.

Stefanie Arend te abre senderos en este libro para que conozcas y trates tus fascias, y ejercites tu práctica de yoga con una conectividad jamás experimentada. Adquirirás la capacidad de sumergirte en las increíbles profundidades de tu sistema fascial y emprender un viaje de exploración. Deja que tu cuerpo te hable y experiméntalo en su totalidad fisiológica. Escucha a tu cuerpo y cultiva este arte con frecuencia. ¡Que disfrutes mucho en tu viaje, que te llevará por tu propio cuerpo!

Jill Miller, autora de *Roll dich fit: Muskel- und Faszienmassage für Schmerzfreiheit, Leistungsfähigkeit und Wohlbefinden* (Rodamientos para estar en forma: Masaje muscular y fascial para la eliminación del dolor, el rendimiento y el bienestar], y creadora de The Roll Model® y Yoga Tune Up®, www.rollmodel.de y www.yogatuneup.com.

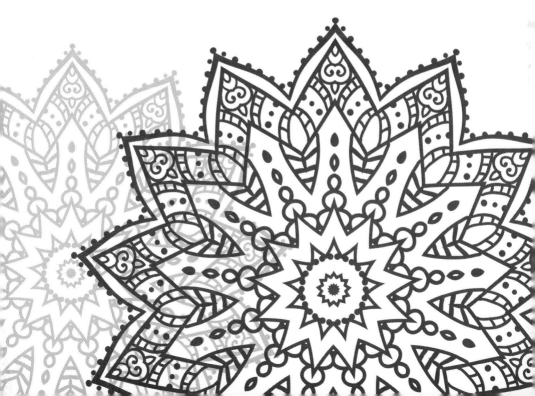

INTRODUCCIÓN

Casi se diría que las fascias se han convertido en un tema de moda. Hoy en día se habla de las fascias en todas partes, aunque hasta hace un par de años mucha gente ni había oído hablar de ellas. Naturalmente, las fascias no son nada «nuevo». Sin embargo, en el pasado su trascendencia se ignoraba por completo. Se partía de la base de que servían para envolver los músculos o como relleno del cuerpo. Hoy se sabe que las fascias son mucho más que una mera funda para los músculos. Forman una red que recorre el cuerpo entero. Constituyen las partes blandas de nuestro tejido conjuntivo y dan forma a nuestro cuerpo. Sin ellas, el músculo se desharía. Hoy se habla incluso de un sexto órgano sensorial, ya que en las fascias se hallan multitud de sensores de percepción y receptores. Con este trasfondo cambia sustancialmente la mirada sobre el cuerpo humano y los libros de anatomía clásicos deberán ampliarse.

Han descubierto que en las fascias puede detectarse muy claramente el dolor, ya que éstas también pueden adherirse o apelmazarse y perder, por lo tanto, su flexibilidad. Se da ya por sentado que gran parte de los dolores de espalda clásicos están localizados en las fascias.

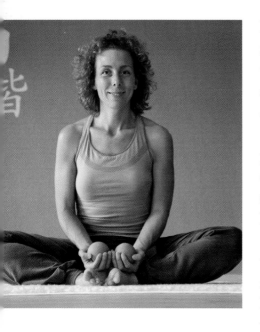

Pero eso no es algo a lo que haya que resignarse, porque uno puede perfectamente trabajar las fascias por su cuenta y reducir así los dolores o incluso hacerlos desaparecer del todo.

En este libro encontrarás diversas posibilidades para tratar por tu cuenta el cuerpo junto con sus fascias y avanzar así un buen trecho en el camino hacia un cuerpo sano y sin dolor.

Estos ejercicios no sustituyen a los terapeutas, como por ejemplo uno de rolfing o un osteópata, que trabajan las fascias con suma precisión. Pero ya verás como con tu nueva forma de entender este fascinante tejido, no tardarás nada en dar un giro cuando te des cuenta de que los dolores se hacen patentes en el cuerpo. Aun cuando éstos se agudicen, dispones de entrada de un recurso muy eficaz para contrarrestarlos antes de que puedan arraigar y quizá volverse crónicos.

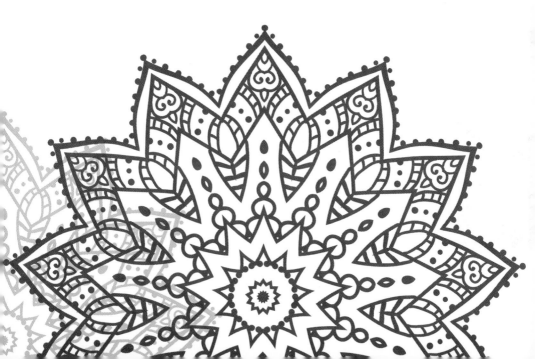

¿QUÉ SON LAS FASCIAS?

Las fascias son las partes blandas de nuestro tejido conjuntivo y recorren todo nuestro cuerpo como una red. No sólo se encuentran alrededor del músculo, sino también dentro de él, alrededor de los haces de

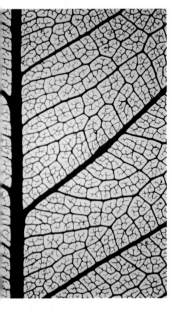

fibras musculares y de las propias fibras. Otro tanto alrededor de los órganos, huesos y nervios; en el cuerpo todo está recubierto de tejido fascial. Las fascias son el «pegamento» que nos cohesiona.

Son un tejido biológico, que se compone de numerosas cuerdecitas, semejante a un trozo de tela. Por sí sola una cuerda no es muy fuerte, pero su fuerza se basa en su gran número. Eso las hace muy resistentes en conjunto. Individualmente, las fascias pueden parecer muy distintas. Unas veces son muy firmes y duras, como, por ejemplo, en la zona lumbar, pero otras también son muy finas y translúcidas, por ejemplo, en la parte anterior de la tibia. Seguro que habrás visto alguna vez una capa fascial al preparar la carne, puesto que, como es lógico, también los animales tienen fascias.

En la gente joven o en personas con una estructura fascial sana, lo que se ve es un patrón en forma de malla o rómbico que no discurre del todo recto, sino que presenta suaves líneas onduladas. Cuando las fascias se anquilosan o apelmazan, como en las personas de edad o sedentarias, entonces se forman en ellas las llamadas reticulaciones. La disposición de las fibras fasciales se extiende entonces sin ton ni son y al microscopio parecen un gran revoltijo, comparable a una madeja de lana enredada. Estas reticulaciones producen un efecto adverso en el músculo, dado que le falta espacio para moverse como debería poder hacer de forma natural. En las personas mayores lo que a menudo se observa es que con los años pierden cada vez más flexibilidad de movimiento y se van entumeciendo. En algún momento, este anquilosamiento ya no sólo se reduce a los músculos, sino que también pasa a los órganos, que por supuesto están igualmente recubiertos de fascias. Pueden ejercer presión sobre el órgano y entorpecer el intercambio de fluidos; eso debilita el órgano, lo que a su vez puede producir un efecto adverso en todo el metabolismo.

Los norteamericanos tienen un dicho: «O lo usas o lo pierdes». Si a tu cuerpo no le reclamas y exiges algo constantemente, con el tiempo se debilitará y atrofiará cada vez más. El doctor Robert Schleip dijo en cierta ocasión: «El que no se mueve, se anquilosa»; una posible traducción del dicho que se acerca bastante al verdadero significado.

Pero no sólo un escaso uso puede provocar anquilosamiento en las fascias, también la carga inapropiada o la sobrecarga muscular pueden estresarlas.

Hay diversas capas de fascias: desde la superficie de la piel hasta el interior del cuerpo. La estructura se asemeja a la de una naranja o un limón cortados transversalmente. La primera capa la forma la piel blanca, que se encuentra alrededor. A continuación, pueden distinguirse receptáculos de pulpa más grandes en el interior, los segmentos de fruta individuales. En esos segmentos hay a su vez receptáculos de

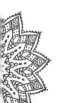

pulpa más pequeños que contienen otros elementos. El cuerpo humano funciona exactamente igual.

Una capa de las fascias *(fascia superficialis)* se encuentra directamente bajo la piel y el panículo, luego hay una capa de grasa, seguida de una capa más profunda de fascias *(fascia profunda),* que envuelve los músculos y les da forma. Esta capa la componen el epimisio (envoltorio más externo de fascias, que mantiene el músculo en forma), las aponeurosis (lámina tendinosa del músculo, que, por ejemplo, une éste con el cuerpo vertebral), el perimisio (envuelve cada uno de los haces de fibras y parece algodón de azúcar), los septos (tabiques) y el endomisio (variedad más fina de fascia, que recubre cada una de las fibras musculares).

¿CÓMO ESTÁN ESTRUCTURADAS LAS FASCIAS?

Las fascias constan de cuatro componentes: células (fibroblastos, mastocitos), agua (ligada y libre), fibras (colágeno, elastina, reticulina) y sustancia fundamental (glicosaminoglicanos y mucopolisacáridos como la heparina, el ácido hialurónico, la condroitina y la fibronectina).

¿QUÉ ES EL COLÁGENO («PEGAMENTO»)?

El colágeno tiene alrededor de veinticinco tipos de moléculas distintas, todas ellas son alargadas y delgadas y tienen una hélice triple parecida a una cuerda. Representan entre un cuarto y un tercio del total de proteínas del cuerpo.

PROPIEDADES DE LAS FASCIAS

Viscosidad: Describe un estado espeso. Cuanto más se precipita la viscosidad de una sustancia, menos fluidez tiene. Al igual que una masa viscosa para que los niños jueguen, esta propiedad se encarga de que las fascias puedan volver a reunirse. Con los movimientos rápidos la fluidez se endurece; de ahí que necesite movimientos lentos para cambiar algo.

Elasticidad: Se refiere a la cualidad de que un cuerpo o sustancia cambien, alargándose y recuperando su forma original. Las fascias pueden almacenar elasticidad, para lo que apenas se necesita actividad muscular.

Viscoelasticidad: Describe la capacidad de ser maleable y poseer al mismo tiempo una gran resistencia a la tracción. Las sustancias viscoelásticas presentan propiedades tanto de líquidos como de sólidos.

Plasticidad: Supera la viscosidad y la elasticidad. Con ello se designa la capacidad de un cuerpo o sustancia de deformarse y conservar esa forma. Si estiro despacio una bolsa de plástico, conservará esa forma. Si tiro rápido y fuerte, se rompe. Nuestras fascias se comportan de igual manera en caso de estiramiento prolongado y suave. Son maleables de otra manera.

FUNCIONES DE LAS FASCIAS

- Las fascias transmiten al cerebro y al sistema nervioso vegetativo información acerca del movimiento, la postura, la tensión, la presión y el dolor.
- Las fascias dan a nuestro cuerpo su forma y estructura, conectándolo todo entre sí.
- Reenvían las fuerzas, transmitiendo la fuerza muscular a los huesos, o mejor dicho, al sistema esquelético.
- Las fascias son además acumuladores de energía. Son capaces de almacenar energía como un muelle que luego puede soltarse como un dispositivo de catapulta, igual que el salto de un canguro.

- El sistema fascial es un órgano sensorial complejo para el control y percepción del cuerpo, tanto en estado de reposo como en movimiento. Por lo tanto, en las fascias pueden asimismo percibirse perfectamente dolores y agarrotamiento. El sistema sirve, además, de portador de información a través del agua ligada en el interior.
- Tienen una función de protección, ya que pueden delimitar los cuerpos extraños invasores.
- Transportan tanto nutrientes como sustancias de desecho.

En el tejido fascial no hay nervios motores, pero sí muchos sensoriales. De ahí que se hable del mayor órgano sensorial de nuestro cuerpo en lo relativo a la percepción corporal. Las investigaciones han concluido que hasta el 80 % de nuestras terminaciones nerviosas se hallan en las estructuras fasciales, es decir, muchas más que en nuestros músculos.

Hay cuatro tipos de receptores en las fascias, que se engloban dentro de los mecanorreceptores, los receptores sensoriales del tejido; así pues, se trata de sensores que reaccionan a diversos estímulos como la presión, el estiramiento, el movimiento o un cambio de postura.

- **Receptores de Golgi:** Reaccionan con actividad, cuando el estiramiento es máximo, y muestran la cantidad de presión ejercida sobre el músculo. Si hay demasiada presión, se dispara un reflejo de distensión que se encarga de que el músculo vuelva a relajarse. Tal vez lo hayas experimentado ya al dejar caer algo que cargabas porque te pesaba demasiado. Los receptores de Golgi se estimulan mediante estiramientos lentos y profundos en la base del músculo.

- **Receptores de Pacini:** Necesitan nuevos estímulos constantemente. Cuando estos receptores perciben siempre lo mismo, paran su actividad. Convierten la presión en estiramiento y se activan con la velocidad elevada, por ejemplo, mediante impulsos bruscos en la quiropráctica, vibraciones o suaves sacudidas.

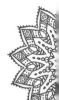

- **Receptores de Ruffini:** Conectan la percepción de las fascias durante el deslizamiento y reaccionan preferiblemente a estímulos amplios lentos y fundentes con una fuerza en zigzag ejercida diagonalmente, como es el caso del rolfing, los estiramientos, el rodamiento fascial o el zigzag. Un sinnúmero de ellos se encuentra en la fascia lumbar (fascia lumbodorsal) de la parte baja de la espalda, una zona que en yin yoga se trabaja especialmente bien.

- **Receptores intersticiales o terminaciones nerviosas libres:** Transmiten sensaciones de dolor, un 50 % reacciona a la presión suave y el otro 50 % a la fuerte. En caso de estimulación más intensa se consigue un aumento de la circulación sanguínea de la zona trabajada, por lo que se incrementa la concentración de líquido de la sustancia fundamental. Los receptores intersticiales son el grupo de receptores más importante y más común entre los receptores propioceptivos, los receptores sensoriales del tejido.

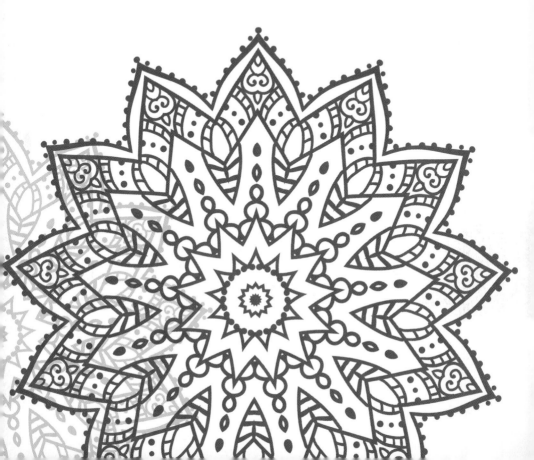

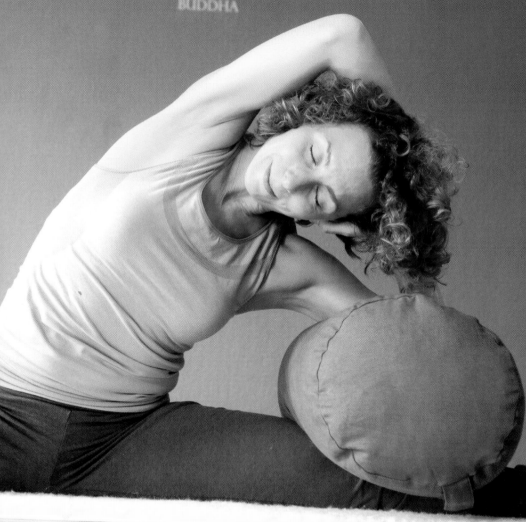

Du lächelst...
UND DIE WELT VERÄNDERT SICH
—
BUDDHA

VÍAS FASCIALES Y MERIDIANOS

Las fascias recorren las vías de todo el cuerpo. Tom Myers las ha descrito maravillosamente en su libro *Vías anatómicas.*[1]

LA LÍNEA POSTERIOR SUPERFICIAL

Recorre la totalidad de la parte posterior de la superficie del cuerpo, desde la planta del pie (articulaciones principales de los dedos) hasta la coronilla de la cabeza e incluso sigue un poco hasta las cejas. Tiene la función de enderezar nuestra parte posterior, mantener la estabilidad de la postura y proteger la superficie posterior de nuestro cuerpo.

---

1. Myers, Thomas W.: *Anatomy Trains*, Urban & Fischer Verlag, 2010. (Trad. cast.: Vías *anatómicas*. Elsevier España: 2015).

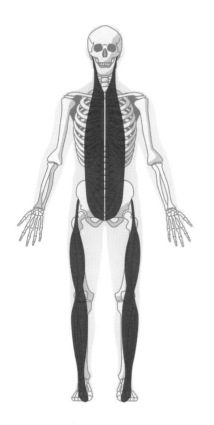
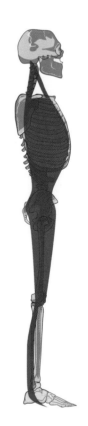

LA LÍNEA FRONTAL SUPERFICIAL

Recorre la totalidad de la superficie frontal del cuerpo, desde la parte superior del pie hasta los lados del cráneo. Tiene la función de enderezar nuestra parte frontal y protege el abdomen. Se divide en dos zonas: de los dedos de los pies hasta la pelvis y de la pelvis a la cabeza.

LAS LÍNEAS LATERALES

Recorren los laterales del cuerpo, desde el lateral externo superior del pie medio hasta el cráneo a la altura de las orejas. Tienen la función de estabilizarnos lateralmente y enderezarnos, de manera que no nos caigamos de lado al inclinarnos. Asimismo proporcionan equilibrio entre la parte anterior y la posterior del tronco.

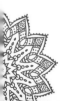

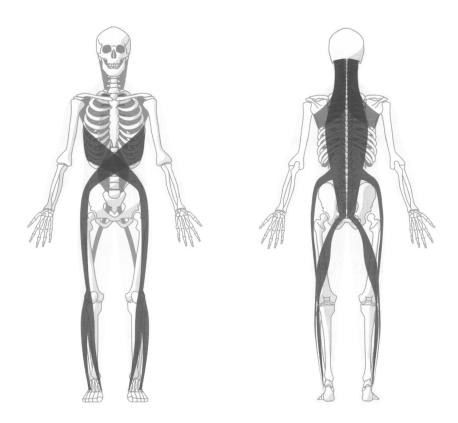

LAS LÍNEAS ESPIRALES

Envuelven el cuerpo a modo de espiral doble y conectan sendos lados de la cabeza por encima de la parte superior de la espalda con los hombros de debajo, rodean a continuación las costillas y se entrecruzan en la parte anterior del tronco a la altura del ombligo. Desde aquí descienden hacia la cadera y por la cara anterior externa de las piernas hasta la cara interna de los pies, desde donde vuelven a subir por la parte posterior del cuerpo hasta el extremo inferior de la región occipital. Tienen la función de lograr un equilibrio entre todos los planos, y nos permiten hacer torsiones sin retorcernos.

MERIDIANOS

En la medicina tradicional china se habla de meridianos, que son las vías energéticas del cuerpo humano. Transportan el chi, nuestra energía vital, y recorren el cuerpo entero a modo de red, ya que conectan entre sí diversas zonas de éste.

Órg.-Yin	Órg.-Yang	Elemento	Órg. Sens.	Emoción	Función
hígado	vesícula	madera	ojos	rabia, ira, compasión responsable del biliar	poder de desintoxicación, flujo chi y de la decisión del cuerpo
corazón	intestino delgado	fuego	lengua	odio, temor, amor	circulación sanguínea, absorción de nutrientes
bazo	estómago	tierra	boca	desasosiego, serenidad	digestión, distribución de nutrientes
pulmón	intestino grueso	metal	nariz	preocupación, excreción	respiración, valor
riñones	vejiga	agua	orejas	miedo, sabiduría	genitales, sist. urinario, depuración sanguínea

Las semejanzas entre los recorridos de los meridianos y las líneas fasciales del cuerpo son sorprendentes. Se presupone que en las fascias superficiales se hallan un sinfín de meridianos.

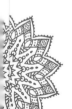

- La línea posterior superficial se asemeja al meridiano de la vejiga (meridiano-yang).
- La línea frontal superficial se asemeja al meridiano del estómago (meridiano-yang).
- Las líneas laterales se asemejan al meridiano de la vesícula biliar (meridiano-yang).
- Las líneas espirales cubren diversas vías de meridianos.
- Las líneas de los brazos se asemejan a los meridianos del pulmón (meridiano-yin), el corazón (meridiano-yin), el intestino delgado y grueso (meridiano-yang) y al meridiano del triple calentador (meridiano-yang).
- Las líneas funcionales cubren diversas vías de meridianos.
- La línea frontal profunda se asemeja al meridiano del hígado (meridiano-yin).

Mi teoría es que el rodamiento con pelotas a lo largo de los meridianos constituye indudablemente un tratamiento de acupresión muy efectivo. Así, después de haber realizado rodamientos en todas direcciones, lo suyo sería acabar haciendo otros tantos en el sentido del meridiano, es decir, en los meridianos-yang los harías de arriba abajo y en los meridianos-yin de abajo arriba. Si te interesa el tema de los meridianos, encontrarás más información al respecto en mi libro *Yin Yoga – Der sanfte Weg zur inneren Mitte* (Yin yoga: el camino llevadero hacia el equilibrio interior).[2]

2. Arend, Stefanie: *Yin Yoga – Der sanfte Weg zur inneren Mitte*, Schirner Verlag, 2011.

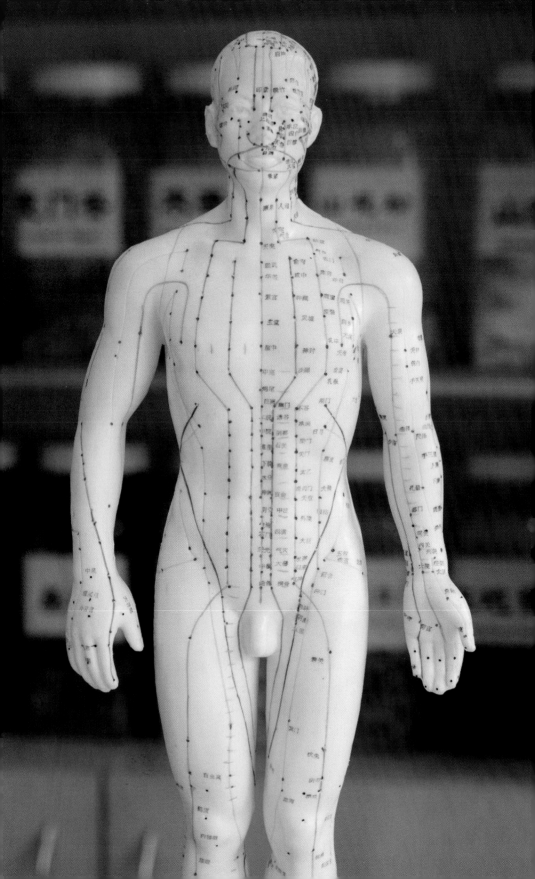

EJERCICIOS PARA TRABAJAR LAS
FASCIAS CON PELOTAS

ACCESORIOS

Para este entrenamiento necesitas una pelota como mínimo, pero mejor dos. Actualmente, hay a la venta una gran variedad de pelotas para las fascias. Otra opción es emplear también pelotas de tenis, malabares, golf, lacrosse, pelotas para perros y demás pelotas de goma o blandas. En función de su dureza o tamaño las notarás distintas. Yo prefiero pelotas que cedan un poco, como las pelotas terapéuticas de Yoga Tune Up[a], porque los masajes con ellas me parecen muy agradables y efectivos. Pero prueba qué te va mejor. Si no encuentras un par de pelotas dentro de una malla o una pelota doble para fascias, también puedes improvisar. Echa mano, por ejemplo, de un saquito o un calcetín y átalo por el extremo superior. También he visto a personas creativas que han unido pelotas con cinta adhesiva. Una de mis alumnas de los cursos de formación ha ideado su propia versión, juntando dos pelotas para perros en una redecilla de hortalizas y cerrándola con

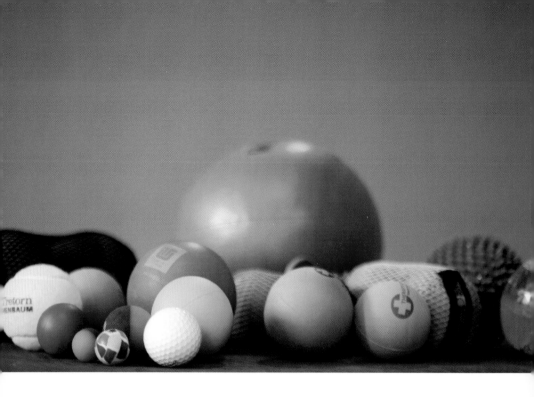

un cordel con tope de su mochila (también los venden en accesorios deportivos o de camping) y una cinta estrecha. Sencillamente sé ingenioso para dar con el accesorio que te vaya mejor.

Utilizando dos pelotas o una bola doble dura, la presión se distribuye más ampliamente que si trabajas sólo con una, pero una pelota sola actúa de forma aún más local y profunda que dos. Si un ejercicio con pelota te resultara demasiado doloroso, prueba a hacerlo con dos bolas dentro de una malla. Por regla general esta variante es más soportable.

Cuando el ejercicio lo permita, te mostraré dos alternativas: una de pared y otra de suelo. Los ejercicios de pared son menos intensivos que los que se realizan en el suelo, ya que la distribución del peso es distinta. Si el rodamiento fascial es muy doloroso, haz el favor de empezar con los ejercicios de pared, porque así podrás dosificar mejor la presión.

Cuanto más lejos estén los pies de la pared, más intensa será la presión de las pelotas. Otra variante aún más suave es el rodamiento sedente, para el que ruedas las pelotas con las manos a lo largo de las

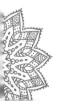

zonas correspondientes del cuerpo. Si quieres percibir los ejercicios de manera más intensiva, puedes tranquilamente realizarlos tumbado.

¿QUÉ SUCEDE EN EL CUERPO CON LOS RODAMIENTOS?

El principio del rodamiento fascial se asemeja al de extender una masa de galletas. Los puntos donde la masa está pegajosa o desigual se extienden hasta que la zona está lisa. El objetivo del trabajo de las fascias es soltar estructuras fasciales anquilosadas y estimular la hidratación, la ligazón de agua en el tejido, algo así como si uno estrujara una esponja para generar una mayor capacidad de deslizamiento y elasticidad en el tejido. Mediante el transporte de líquido, la concentración de nutrientes de la matriz fundamental aumenta (también de la matriz extracelular, que contiene dentro del cuerpo todo lo que no cuenta como célula. Las generan los fibroblastos). Debido a que el riego sanguíneo mejora, tiene lugar una buena profilaxis de las heridas y es más sencillo realizar movimientos individualmente. Además, el rodamiento fomenta el transporte de productos finales del metabolismo. Es asimismo importante para combatir el dolor y reducir dolores o bien puntos gatillo. El rodamiento fascial repercute favorablemente en la formación o reducción de colágeno, según tengamos muy poco o demasiado. Además, puede ayudar a reducir la celulitis. Según el doctor Robert Schleip, tras el «relleno» la fascia se desliza mejor, pero también está algo más compacta y, en consecuencia, es también más resistente.

Si las fascias se alimentan con regularidad, éstas se renuevan constantemente. Se da por sentado que, con la estimulación pertinente, todo el aparato fascial del cuerpo se renueva cada dos años. Como las fascias transmiten información, es posible que regulen problemas de salud que a simple vista no tienen realmente nada que ver con los puntos de rodamiento. Así pues, puede darse el caso de que las molestias menstruales o los dolores de cabeza recurrentes desaparezcan con

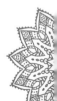

- MOVIMIENTOS ROTATORIOS:

  Para ello colocas la o las pelotas debajo de un punto concreto del cuerpo y vas haciendo movimientos rotatorios, rodando circularmente.

- ZIGZAG:

  Para ello mantienes la pelota quieta, sujetándola en todo caso con la mano, y mueves solamente el cuerpo sobre ésta de un lado a otro o arriba y abajo. También puedes sujetar la pelota con la mano y trabajar con ella las zonas correspondientes del cuerpo en todas las direcciones posibles.

- CONTRAER Y RELAJAR:

  Para ello colocas la o las pelotas debajo de un punto concreto del cuerpo, contraes la musculatura durante un par de segundos o respiraciones y sueltas de nuevo. Repítelo unas cuantas veces.

¿QUÉ MÁS HAY QUE TENER EN CUENTA?

Es muy importante que te muevas siempre dentro de un «dolor agradable», es decir, que percibas un dolor suave, una sensación que notes que te hace bien. Evita, por favor, cualquier dolor más intenso que eso. No conduce más que a un mayor agarrotamiento y hay que interpretarlo como una señal del cuerpo de que el impacto externo es sencillamente excesivo para ti. Si determinados puntos te duelen especialmente y aún no puedes rodar sobre ellos, limítate a acercarte a esas zonas y dibuja suaves círculos a su alrededor. Conforme vayas cogiendo soltura, tu percepción variará, puesto que las fascias volverán a ganar flexibilidad y, por lo tanto, a estar también menos doloridas.

Haz el favor de no llevarlo al extremo y pasarte cada día horas encima de las pelotas. Sería excesivo, porque las fascias también necesitan su tiempo de reposo y regeneración. Yo hago rodamientos con todo el cuerpo de 30-60 minutos, 2 o 3 veces por semana. Sin embargo, en casos graves hago rodamientos más frecuentes, para volver a tener rá-

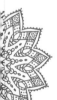

pidamente bajo control un cuadro de dolor como, por ejemplo, una nuca agarrotada tras una noche en una cama de hotel. Pero también aquí te pido que te dejes llevar por la intuición, pues cada cuerpo es único. Haz siempre todas las repeticiones que quieras siempre y cuando te sientas bien.

No deben hacerse los ejercicios en caso de inflamación o justo después de una intervención. En caso de distensión o varices no daré contraindicaciones generales, porque también he visto a personas que han podido constatar una mejoría con ayuda de los rodamientos. Sin embargo, sí recomendaría entonces proceder con especial atención y cautela, para tantear los efectos sobre el propio cuerpo.

Todos tenemos memoria corporal. Si, por ejemplo, reprimimos una experiencia o un recuerdo desagradable, éstos no desaparecen del todo. Siguen presentes en la memoria corporal. Es muy posible que estas emociones vuelvan a aflorar con el rodamiento o los estiramientos profundos de los ejercicios yin. En tal caso, haz el favor de no enfadarte; considéralo más bien un proceso catártico. De nada sirve reprimirlas de nuevo, es mucho mejor volver a examinar lo que aflora, afrontarlo y soltarlo de verdad mediante la aceptación.

PIES

Los pies, con la fascia plantar, representan sólo una pequeña parte de nuestra línea posterior superficial. Es la fascia que recorre la parte posterior del cuerpo.

Me gustaría invitarte a que hagas un sencillo test en esta zona, que pueda demostrarte que sólo necesitas trabajar una parte determinada de tus fascias para aun así sentir un gran efecto en todo el cuerpo.

Antes de empezar, inclínate hacia delante desde una posición erguida, es decir, inclínate totalmente relajado hacia delante, sin tensar la musculatura, y observa al hacerlo hasta dónde llegas y cómo te sientes. Después del rodamiento fascial con un pie, repite la inclinación del

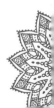

tronco y comprueba si ya percibes alguna diferencia. Luego vuelve a hacer la prueba, después de haber hecho el rodamiento primero con un pie y luego con el otro. ¿Qué diferencia notas? La mayoría de las personas lo que notan es que, después del rodamiento con los pies, llegan claramente más abajo y tienen más flexibilidad en esa postura. Asimismo en la mayoría de los casos uno palpa claramente que ha adquirido una postura más firme y que las plantas de los pies se perciben más planas.

También es posible que estés haciendo rodamientos con los pies u otras zonas del cuerpo y que de pronto aparezca una sensación de dolor en otro punto distinto. Cuando hice por primera vez rodamientos fasciales con los pies, noté en el acto un tirón en la nuca. Lo que no es de extrañar, porque el pie está también conectado con la nuca a través de la fascia posterior. Por eso muchas personas perciben esta sensación especialmente en la parte baja de la espalda. Eso demuestra que el punto donde el dolor se manifiesta no tiene por qué ser necesariamente el desencadenante. A través del rodamiento fascial puedes aprender muchas cosas sobre tu cuerpo. Tú limítate a practicar con atención y observa todo lo que te enseña tu cuerpo.

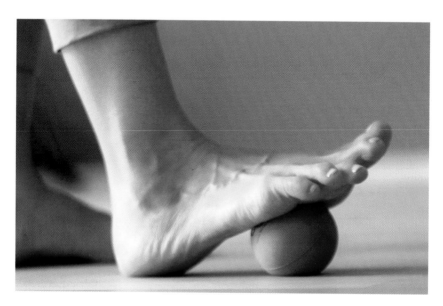

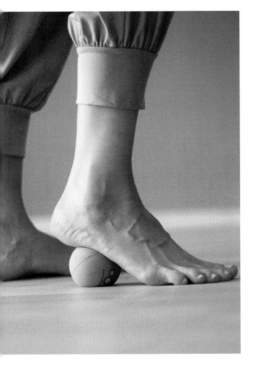

Si tienes problemas en los pies, debido, por ejemplo, a un quiste sinovial, *hallux valgus* (juanete) o espolón calcáneo, es recomendable realizar estos ejercicios a diario.

Ponte cómodamente de pie con las piernas separadas a la anchura de tus caderas. Coloca una pelota debajo del arco del pie y muévelo desde la articulación de lado a lado, de manera que el talón permanezca en el suelo. Después apoyas la almohadilla plantar en la pelota y mueves la parte posterior del pie de un lado a otro. A continuación, colocas la pelota debajo de la articulación de los dedos. En esta posición puedes encoger los dedos como un puño y luego subirlos hacia arriba bien estirados y separados.

Seguidamente, sube y baja sólo el dedo gordo. Si te cuesta, con los dedos de la mano ayúdate al principio a levantar el dedo del pie. Así tu cerebro sabrá qué debe hacer para realizar este movimiento inusual. Ahora coloca la pelota debajo de la almohadilla plantar, bajo el arco superior del pie, y apoya encima el otro pie para producir más peso. Para aumentar la estabilidad, también puedes apoyarte en una pared al hacerlo. Mueve el pie de encima de un lado a otro, para ejercer un poco más de presión todavía. Por último, lleva la pelota hacia la cara interna del pie y rueda arriba y abajo, luego la llevas más hacia el centro y finalmente también hacia la cara externa.

Retén la sensación durante unos instantes y compara ambos lados antes de cambiar de lado.

Haz en total todas las repeticiones que quieras siempre y cuando te sientas bien.

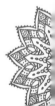

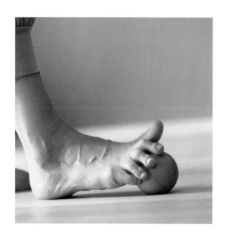
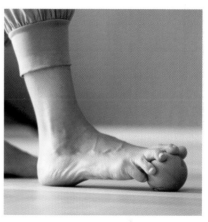
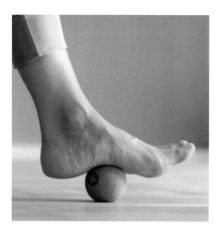
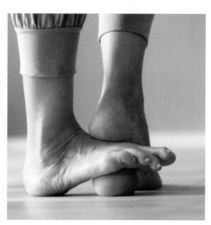
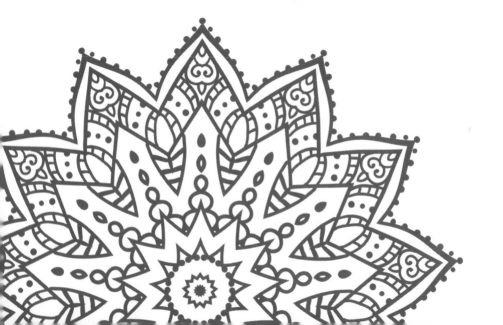

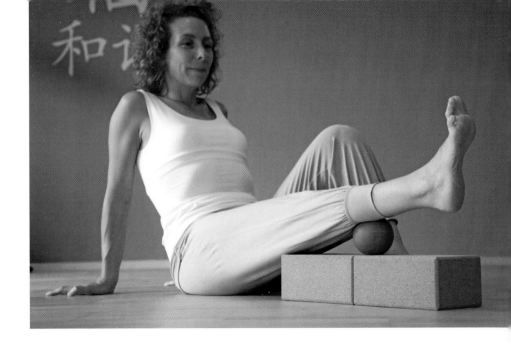

PIERNA (PANTORRILLA)

Siéntate en el suelo. Si no dispones más que de pelotas pequeñas, construyete un pequeño peldaño con bloques de yoga o libros, a fin de poder rodar mejor. Pon la pierna encima de una o dos pelotas (dentro de una malla), deja primero que la presión actúe y aguanta. Acto seguido desliza la pelota poco a poco, de manera que puedas trabajar también los demás puntos de la pierna, desde la corva hasta el tobillo, y ve realizando movimientos de rodamiento longitudinal.

Si estás utilizando dos bolas, colócalas longitudinalmente con respecto a la pantorrilla y haz minirrodamientos transversales; ayúdate en todo caso con la mano para evitar que se te escapen constantemente. A continuación, con una sola pelota realiza un movimiento rotatorio y en zigzag. Luego pon la pelota justo a lo largo de la parte posterior de la pierna, contrae el músculo de la pantorrilla durante un par de segundos y vuelve a relajarlo.

El tobillo también puedes trabajarlo de forma separada con la mano, cogiendo con ésta la pelota y haciéndola rodar con una presión suave a lo largo de la parte interior y exterior del tobillo.

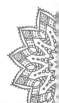

51

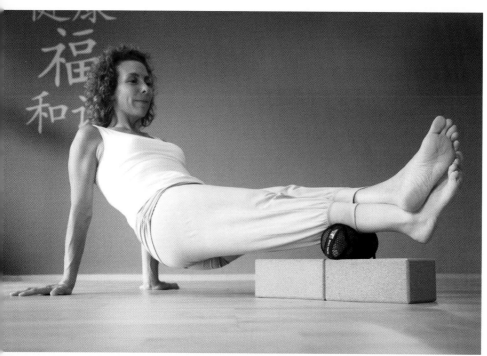

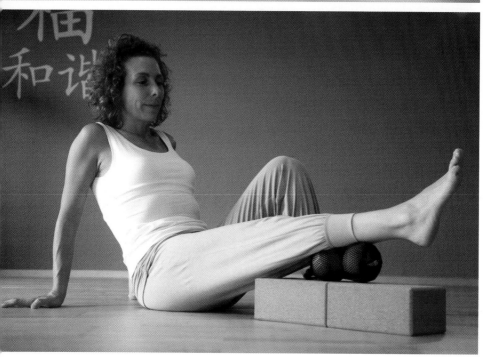

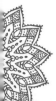

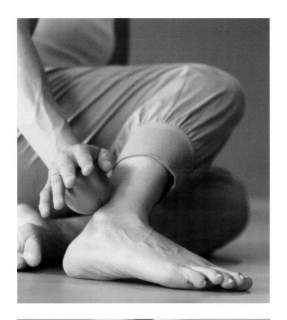

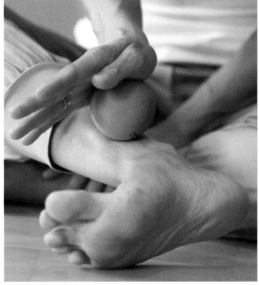

Si quieres que el ejercicio sea más intenso, puedes simplemente cruzar las piernas y ejercer así más peso.

Retén la sensación durante unos instantes y compara una pierna con otra antes de cambiar de lado.

RODILLA Y TIBIA

Este ejercicio es más fácil si usas dos bolas dentro de una malla, de lo contrario es probable que se te escapen muchas veces.

Ponte de rodillas en el suelo y coloca las bolas debajo de la rodilla. Aguanta primero la presión y luego realiza un movimiento de rodamiento longitudinal sobre la rodilla y la tibia. Para el movimiento transversal es probable que aquí tengas muy poca superficie. Ayúdate en todo caso con las manos, para que las bolas no se escapen.

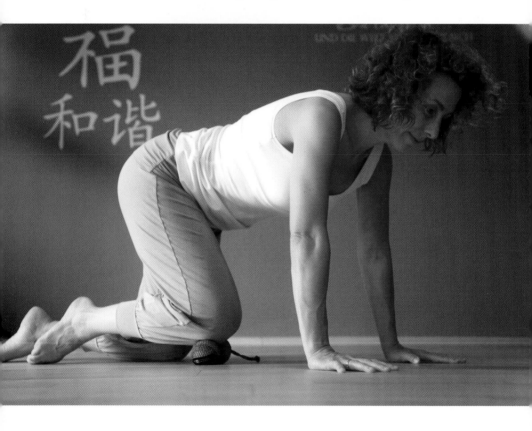

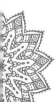

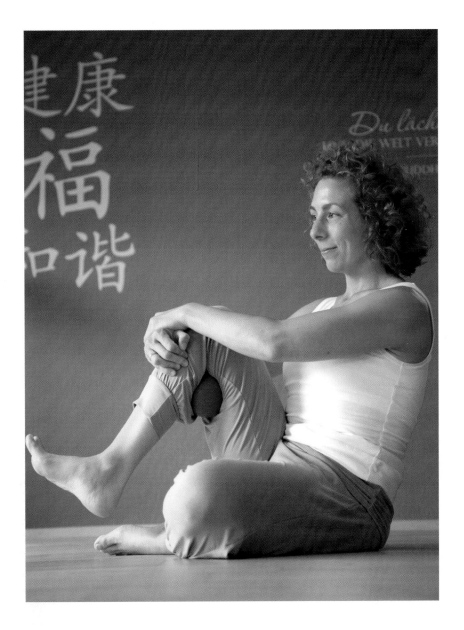

Adicionalmente, puedes trabajar también la corva, metiendo ahí una pelota, flexionando la pierna desde una postura sedente y ejerciendo más presión con ayuda de los brazos.

Retén la sensación durante unos instantes y compara una rodilla con otra antes de cambiar de lado.

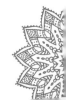

PARTE POSTERIOR DEL MUSLO

Siéntate en el suelo. Si no dispones más que de pelotas pequeñas, construyete un pequeño peldaño con bloques de yoga o libros, a fin de poder rodar mejor. Coloca la parte posterior del muslo sobre una o dos pelotas (dentro de una malla), deja primero que la presión actúe y aguanta. Luego ve bajando la bola poco a poco, de manera que puedas trabajar también los demás puntos del muslo, desde su cabeza hasta la corva. A continuación, realiza movimientos de rodamiento longitudinal.

Si estás utilizando dos pelotas, colócalas en sentido longitudinal respecto al muslo y haz rodamientos transversales. Realiza movimientos rotatorios y en zigzag con una pelota nada más. Luego sitúa la bola justo a lo largo de la parte posterior del muslo, contrae el músculo durante unos segundos y luego vuelve a relajarlo.

Si quieres que el ejercicio sea más intenso, puedes simplemente cruzar las piernas y ejercer así más peso.

Retén la sensación durante unos instantes y compara un muslo con otro antes de cambiar de lado.

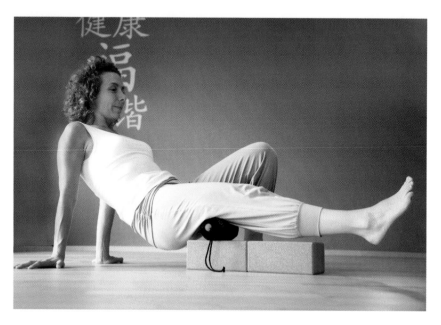

PARTE ANTERIOR DEL MUSLO

Échate en el suelo boca abajo. Si no dispones más que de pelotas pequeñas, constrúyete un pequeño peldaño con bloques de yoga o libros, a fin de poder rodar mejor. Apoya la parte anterior del muslo sobre una o dos pelotas (dentro de una malla) y deja primero que la presión actúe, y aguanta. Luego ve subiendo la bola poco a poco, de manera que puedas trabajar también los demás puntos del muslo, desde la rodilla hasta la cabeza de éste. A continuación, realiza movimientos de rodamiento longitudinal. Si estás usando dos pelotas, colócalas en sentido longitudinal respecto al muslo y haz rodamientos transversales. Acto seguido, realiza movimientos rotatorios y en zigzag con una pelota nada más. Vuelve a situar la bola justo a lo largo de la parte anterior del muslo, contrae el músculo durante unos segundos y luego vuelve a relajarlo.

Si quieres que el ejercicio sea más intenso, puedes simplemente cruzar las piernas y ejercer así más peso.

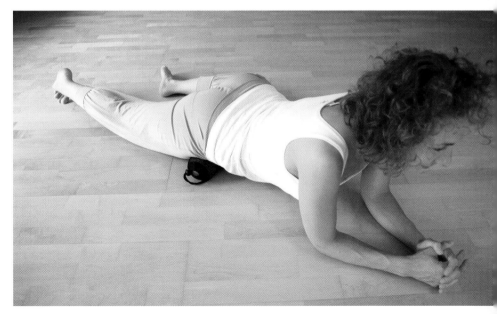

Para una intensidad menor puedes emplear la o las bolas también en postura sedente y trabajar las partes anteriores de tus piernas con ayuda de las manos.

Retén la sensación durante unos instantes y compara las dos caras anteriores de los muslos antes de cambiar de lado.

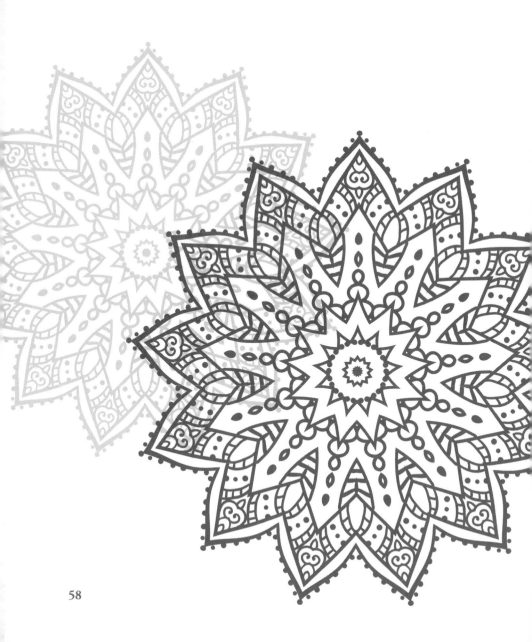

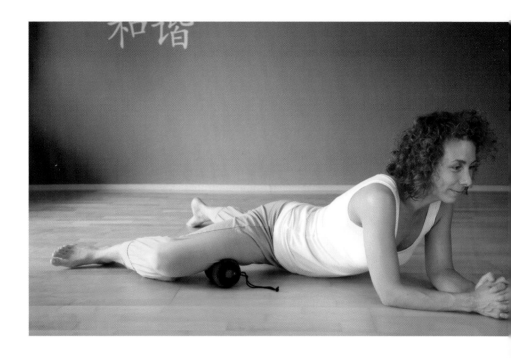

CARA INTERNA DEL MUSLO

Échate en el suelo boca abajo. Si no dispones más que de pelotas pequeñas, constrúyete un pequeño peldaño con bloques de yoga o libros, a fin de poder rodar mejor. Apoya la cara interna del muslo encima de una o dos bolas (dentro de una malla), deja primero que la presión actúe y aguanta.

Luego ve subiendo la bola poco a poco, de manera que puedas trabajar también los demás puntos de la cara interior del muslo, desde la rodilla hasta la cabeza de éste. A continuación, realiza movimientos de rodamiento longitudinal. Si estás usando dos pelotas, colócalas longitudinalmente respecto al muslo y haz rodamientos transversales. Acto seguido, realiza movimientos rotatorios y en zigzag con una sola pelota nada más. Vuelve a situar la bola justo a lo largo de la cara interna del muslo, contrae el músculo durante unos segundos y luego vuelve a relajarlo.

Si te resulta demasiado intenso, también puedes emplear la o las pelotas en posición sentada y trabajar las caras internas de las piernas con ayuda de las manos.

Retén la sensación durante unos instantes y compara las dos caras internas de los muslos antes de cambiar de lado.

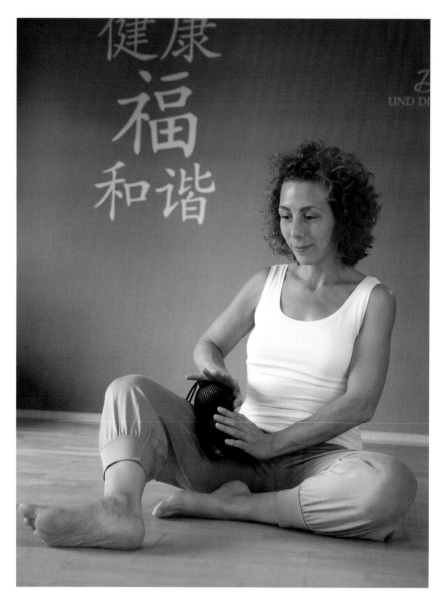

CARA EXTERNA DEL MUSLO

Pared

Ponte de lado junto a la pared. Apóyate en ella con la cara externa del muslo sobre una o dos pelotas (dentro de una malla), deja primero que la presión actúe y aguanta. Luego ve bajando la pelota poco a poco, de manera que puedas trabajar también los demás puntos de la cara externa del muslo, desde la cabeza de éste hasta la rodilla. A continuación, realiza movimientos de rodamiento longitudinal, flexionando y estirando las piernas un par de veces.

Si estás utilizando dos bolas, colócalas luego longitudinalmente con respecto al muslo y haz rodamientos transversales. A continuación, con una sola pelota realiza movimientos rotatorios y en zigzag. Haz la bicicleta con la pierna, primero hacia delante y luego hacia atrás. Luego pon la pelota justo a lo largo de la cara externa del muslo, contrae el músculo durante un par de segundos y vuelve a relajarlo.

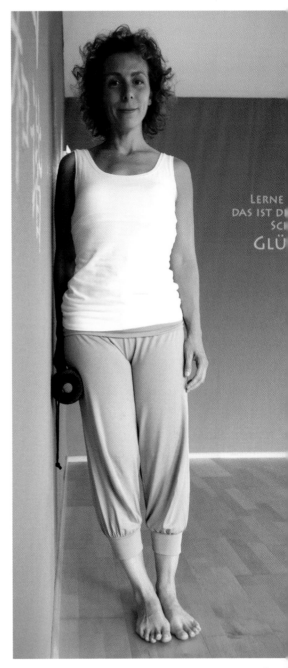

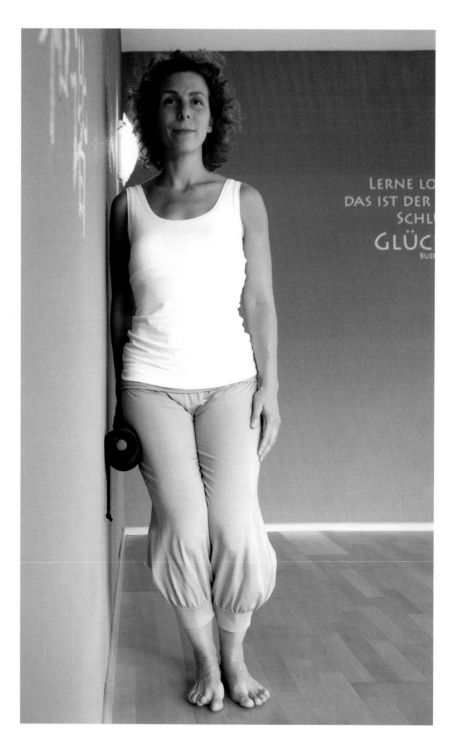

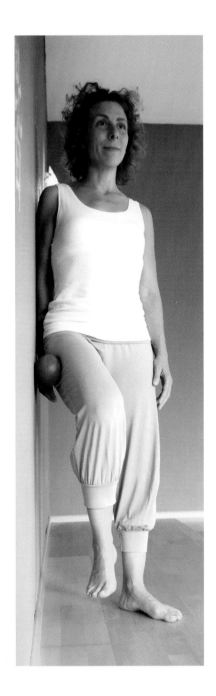 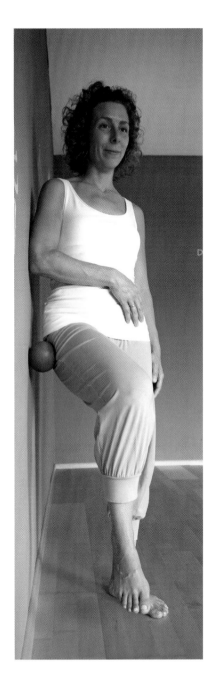

Retén la sensación durante unos instantes y compara las dos caras externas de los muslos antes de cambiar de lado.

Suelo

Túmbate de lado en el suelo. Apoya la cara externa del muslo sobre una o dos pelotas (dentro de una malla), deja primero que la presión actúe y aguanta. Luego ve bajando la bola poco a poco, de manera que puedas trabajar también los demás puntos de la cara externa del muslo, desde la cabeza de éste hasta la rodilla. A continuación, realiza movimientos de rodamiento longitudinal. Si estás usando dos pelotas, colócalas en sentido longitudinal con respecto al muslo y haz rodamientos transversales. Acto seguido, realiza movimientos rotatorios y en zigzag con una pelota nada más. Haz la bicicleta con la pierna, primero hacia delante y luego hacia atrás. Vuelve a situar la bola justo a lo largo de la cara externa del muslo, contrae el músculo durante unos segundos y luego vuelve a relajarlo.

Retén la sensación durante unos instantes y compara las dos caras externas de los muslos antes de cambiar de lado.

Este ejercicio suele resultar muy intenso, ya que se trabaja el tracto iliotibial, que desde un punto de vista fascial es muy compacto de por sí. Si el rodamiento de costado es demasiado doloroso, otra opción es que te sientes, flexiones la pierna y coloques la o las pelotas debajo. Mueve la pierna sobre las pelotas de un lado a otro. Para que sea aún menos intenso, puedes emplear la o las pelotas también estando sentado y trabajar las caras externas de las piernas con ayuda de las manos.

Como a través de las fascias hay una conexión con la rodilla, este ejercicio puede tener un efecto calmante en caso de dolor de rodilla. También es importante para los corredores y las personas que pasan mucho tiempo sentadas.

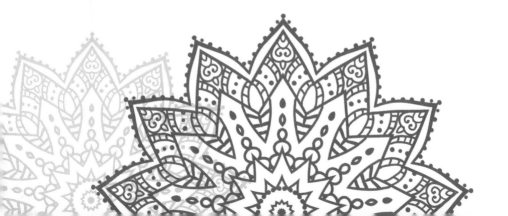

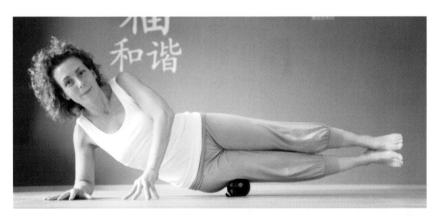

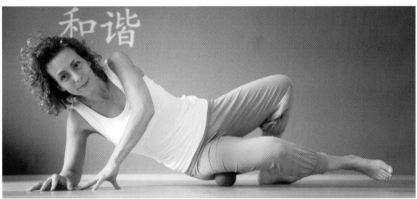

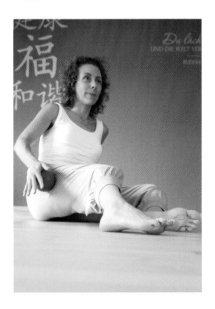

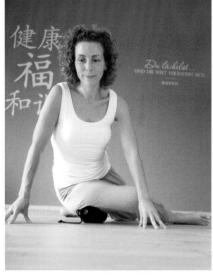

NALGAS

Pared

Ponte con la espalda pegada a la pared y coloca sendas bolas en el centro de las nalgas. Deja que la presión actúe. Muévete luego desde la pelvis de un lado a otro y, a continuación, deja que surjan movimientos circulares en ambas direcciones. Después contrae las nalgas durante unos segundos y vuelve a hundir tu peso en las pelotas.

Ahora vuelve a retirar una bola y gira un poco sobre un lado. Pon la pelota en el lateral, en la cabeza del muslo. Deja primero que surjan círculos y luego haz la bicicleta con la pierna hacia delante y hacia atrás *(véanse también* las ilustraciones de la cara externa del muslo, pero coloca la bola un poco más arriba).

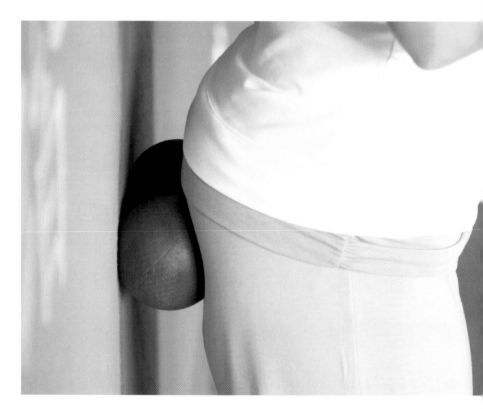

Luego, de lado, pon ambas pelotas (dentro de la malla) transversalmente en la línea superior de la pelvis y deja primero que la presión actúe. Muévete arriba y abajo. A continuación, sitúa las pelotas un poco más arriba y apretando más, y repite los movimientos.

Suelo

Túmbate en el suelo en la postura de la mariposa (Baddha Konasana). Para ello juntas las plantas de los pies y dejas que las rodillas caigan relajadamente hacia los lados. Ahora, percibe el rango de movimiento de la cadera y la cavidad pélvica.

Aguanta las piernas en esta postura y coloca sendas bolas en el centro de las nalgas. Deja que la presión actúe. Muévete luego desde la pelvis de un lado a otro y, a continuación, deja que surjan movimientos circulares en ambas direcciones. Después contrae los músculos de las nalgas durante unos segundos y vuelve a hundir tu peso en las pelotas.

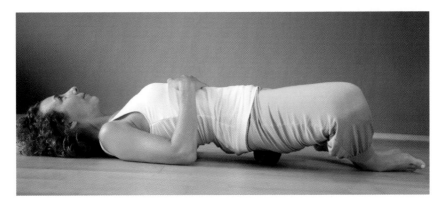

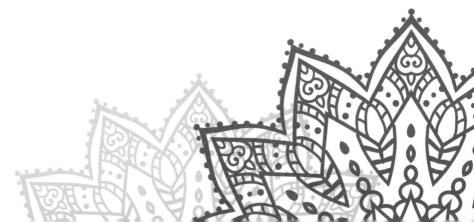

Ahora vuelve a retirar una pelota, gira un poco sobre un lado y deja que la rodilla caiga hacia ese lado. Apoya el otro pie en el suelo y coloca la bola en el lateral, en la cabeza del muslo. Dibuja primero círculos con la pierna y luego haz la bicicleta hacia delante y hacia atrás. Tumbado lateralmente, pon ambas pelotas (dentro de la malla) sobre un bloque dispuesto en sentido transversal contra la línea superior de la pelvis y deja primero que la presión actúe. Luego muévete arriba y abajo, y presiona al hacerlo con el pie que está en el suelo. Sitúa de nuevo las pelotas un poco más arriba, aprieta más y repite los movimientos.

Retén la sensación durante unos instantes y compara una nalga con otra antes de cambiar de lado.

Después de los ejercicios de suelo recupera nuevamente la postura de la mariposa y compara si el rango de movimiento de tu cavidad pélvica ha variado.

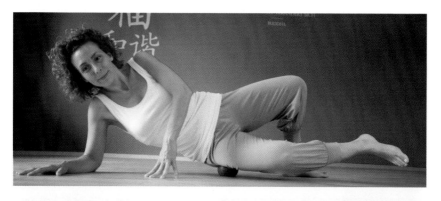

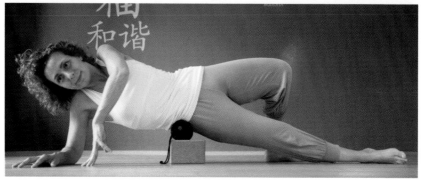

INGLE

Te ruego que no hagas este ejercicio en caso de hernia inguinal, justo después de una intervención abdominal ni durante el embarazo.

Túmbate boca abajo y coloca una pelota o dos (dentro de una malla) debajo de la ingle. Aguanta primero la presión y húndete en ellas lo más relajadamente posible. Luego empieza a moverte hacia arriba y hacia abajo y de un lado a otro. A continuación, haz primero movimientos rotatorios y después en zigzag. Flexiona y estira lateralmente la pierna varias veces. Contrae la musculatura del abdomen durante un par de segundos y vuelve a soltar relajadamente.

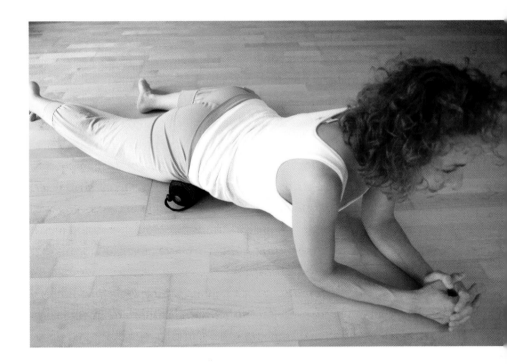

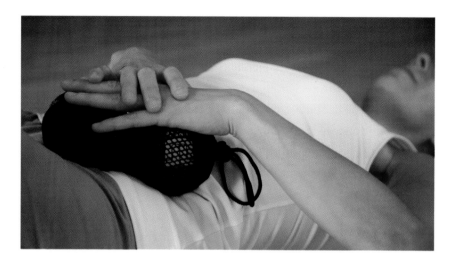

Si boca abajo los ejercicios son demasiado intensos, también puedes echarte boca arriba y ejercer con la bola y tus manos una presión suave sobre la región inguinal.

Retén la sensación durante unos instantes y compara ambos lados antes de cambiar de lado.

Estos ejercicios son también estupendos en caso de cicatriz por cesárea, para que no se formen adherencias. Si ya se ha hecho una cicatriz interna, de esta forma puede contrarrestarse perfectamente. Es más, me parece importantísimo, porque el tejido cicatrizal puede ejercer una influencia perjudicial en todo el cuerpo.

ABDOMEN

Te ruego que no hagas este ejercicio justo después de una intervención abdominal ni durante el embarazo.

Túmbate boca abajo y coloca una pelota grande y blanda debajo del abdomen. Aguanta primero la presión y húndete en ella lo más relajadamente posible. Luego desplaza la pelota paulatinamente por el abdomen, a ser posible siguiendo la dirección natural del intestino grueso. Eso significa que empiezas en el lado derecho por el colon ascendente,

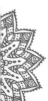

pasas luego al centro por debajo del arco costal hacia el colón transverso y a continuación pasas al lado izquierdo hacia el colon descendente. Después, en el centro, empieza a moverte arriba y abajo y de un lado a otro. Haz primero movimientos rotatorios y luego en zigzag. Contrae la musculatura abdominal durante unos segundos y vuelve a aflojar relajadamente.

Si boca abajo los ejercicios son demasiado intensos, por ejemplo, tras una intervención o si eres sencillamente muy sensible a la presión en el abdomen, también puedes echarte boca arriba y ejercer con la pelota y tus manos una presión suave sobre la zona abdominal.

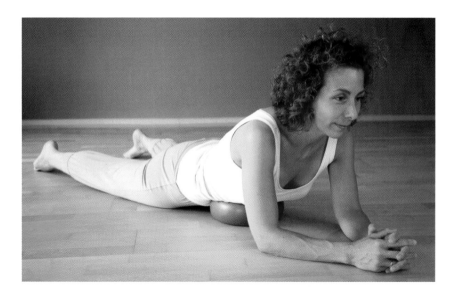

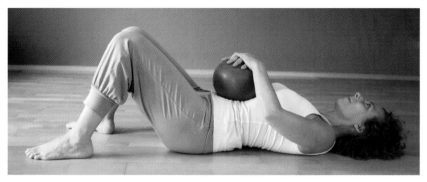

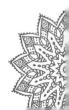

PARTE BAJA DE LA ESPALDA

Pared

Ponte de espaldas a la pared y sitúa dos pelotas en la zona lumbar, de manera que una pelota quede a la izquierda y la otra a la derecha de la columna lumbar, y aguanta primero esta presión. Luego muévete arriba y abajo, de forma que hagas rodamientos longitudinales sobre la parte baja de la espalda. A continuación, rueda también de un lado a otro y haz movimientos transversales (si tienes dos pelotas dentro de una malla, colócalas simplemente en sentido longitudinal).

Haz primero movimientos rotatorios y acto seguido en zigzag. En cada movimiento ve desplazando las pelotas un poquito para cubrir una superficie lo más extensa posible. Ahora coloca una pelota un poco por encima del hueso ilíaco posterior. Ladéate un poco hacia la pared y apóyate contra la pelota, para dejar que la presión actúe. Luego muévete arriba y abajo, a un lado y al otro, en círculos y en zigzag. Tensa la musculatura de la espalda un par de veces y vuelve a relajarla. Inclina el tronco ligeramente hacia delante y repite los movimientos uno a uno. Después puedes volver a enderezarte e inclinarte un par de veces con dinamismo, es decir, con movimientos fluidos, a derecha e izquierda alternativamente.

Luego coloca la bola también en el otro lado.

Para un masaje más profundo también puedes poner la bola sobre un bloque que sujetes entre la espalda y la pared.

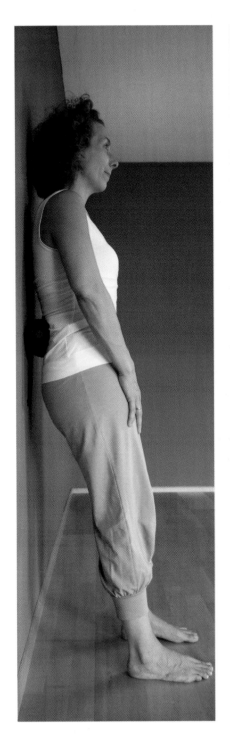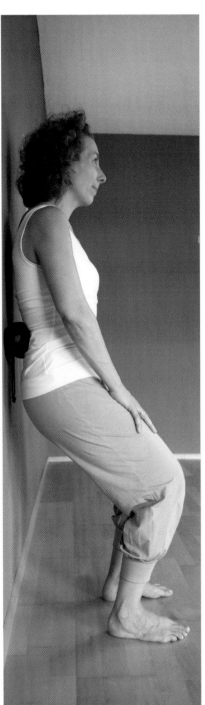

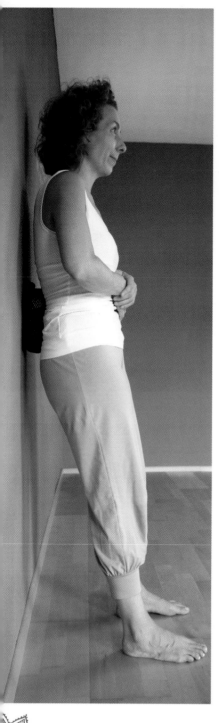

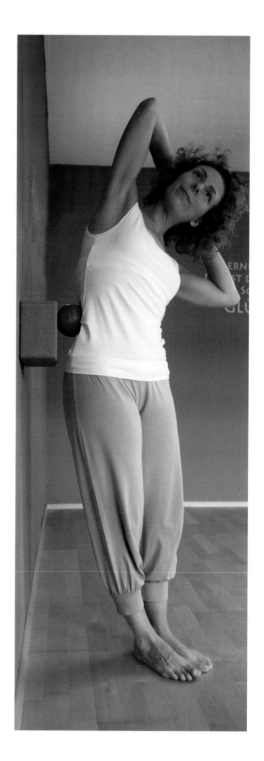

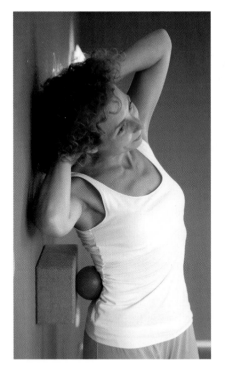

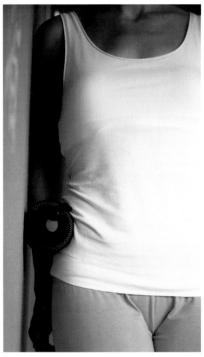

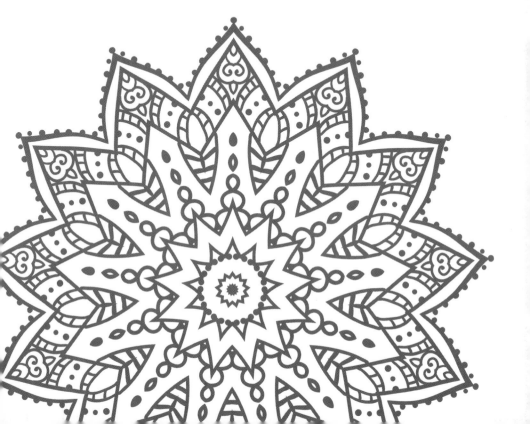

Suelo

Túmbate relajadamente boca arriba en el suelo y percibe primero la parte baja de la espalda y también tu respiración. Ahora coloca dos pelotas debajo de la zona lumbar, de manera que queden a izquierda y derecha de la columna lumbar respectivamente, y aguanta primero la presión. A continuación, muévete arriba y abajo (para ello apoya preferiblemente los codos y flexiona las piernas), de modo que hagas rodamientos a lo largo de la parte baja de la espalda. Luego haz también rodamientos de un lado a otro, con movimientos transversales (si tienes dos bolas dentro de una malla, colócalas simplemente en sentido longitudinal). Realiza primero movimientos rotatorios y acto seguido en zigzag. Con cada movimiento desplaza las pelotas un poquito para cubrir una superficie lo más extensa posible.

Pon ahora una pelota un poco más arriba del hueso ilíaco posterior. Gira de lado sobre el suelo, flexiona la pierna y deja que sólo una rodilla, o las dos, caigan hacia el lado. Deja que la presión haga su efecto durante unos instantes, luego muévete arriba y abajo, a un lado y otro, en círculos y en zigzag.

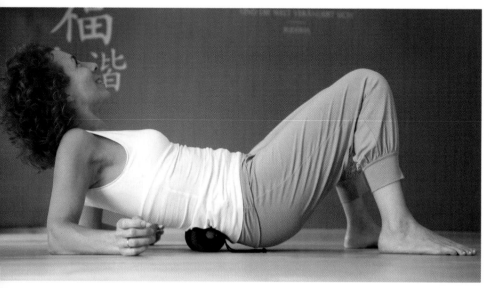

Contrae la musculatura de la espalda un par de veces y relájala de nuevo. Pasa también al otro lado. Para un masaje más profundo puedes colocar la bola también sobre un bloque, cosa útil, ya que de lo contrario, difícilmente puedes llegar a ese punto.

Ponte otra vez boca arriba relajadamente y percibe tu zona lumbar y tu respiración. Observa si algo ha cambiado.

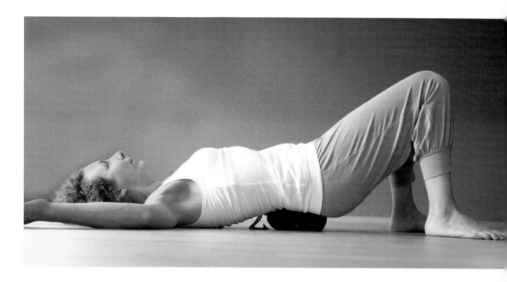

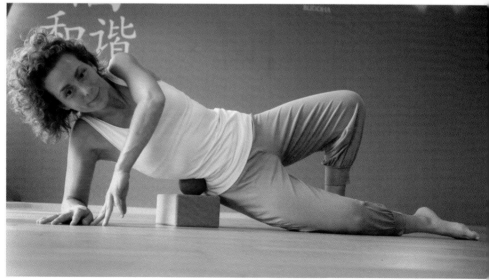

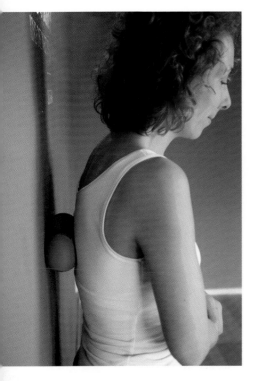

PARTE ALTA DE LA ESPALDA

Pared

Muchas personas tienen esta zona tensa. Recuerda que una bola ejerce más presión sobre el tejido y actúa más localmente que dos juntas. Cuanto más separados estén los pies de la pared, mayor será la presión de las pelotas. Así que decide tú mismo con qué intensidad quieres trabajar esta zona del cuerpo.

Ponte de espaldas a la pared, coloca las bolas a izquierda y derecha por encima de los omóplatos y aguanta primero la presión. Luego muévete arriba y abajo, de manera que realices rodamientos a lo largo de la parte superior de la espalda. A continuación, haz también rodamientos de un lado a otro, con movimientos transversales (si tienes dos pelotas dentro de una malla, colócalas simplemente en sentido longitudinal). Para un masaje más intensivo estira los brazos hacia delante durante los movimientos longitudinales y transversales, y balancéalos de un lado a otro para dejar que las bolas se deslicen con más profundidad. Realiza primero movimientos rotatorios y acto seguido en zigzag. Contrae la musculatura de la espalda un par de veces y relájala de nuevo. Con cada movimiento desplaza las pelotas un poquito para cubrir una superficie lo más extensa posible.

Después sitúa las bolas en la base de la nuca, a izquierda y derecha de la columna vertebral, junta las manos por detrás de la cabeza y muévete arriba y abajo. A continuación, apóyate más sobre la derecha y sigue moviéndote. Luego inclínate más hacia la izquierda y haz el mismo movimiento.

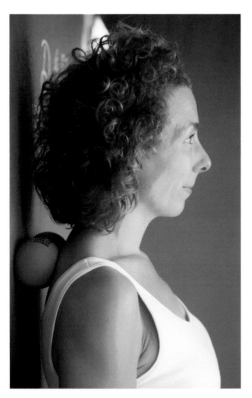
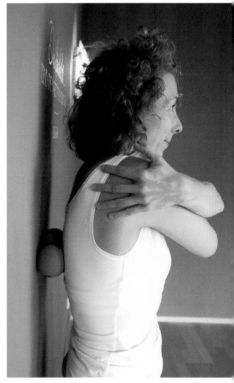

Después lleva las bolas entre los omóplatos, a izquierda y derecha de la columna vertebral. Inclina los brazos hacia la pared, levántalos lateralmente hacia la cabeza al inspirar y deja que vuelvan a bajar hacia el tronco al espirar. Al hacerlo, tus brazos deberían tocar la pared. A continuación, lleva los brazos en paralelo hacia delante y al inspirar separa los omóplatos, juntándolos al espirar. Luego cruza los brazos como si te abrazaras. Vuelve a moverte de un lado a otro, dibujando también, por qué no, pequeños ochos horizontales. Relaja los brazos y muévete rápido de un lado a otro y de arriba abajo como cuando agitas algo. Retira las pelotas y observa qué sientes.

Suelo

Túmbate boca arriba y comprueba si la parte superior de la espalda está apoyada en el suelo. Deja que la respiración se vuelva profunda y que el aire llegue hasta el abdomen. Mantén la respiración abdominal durante los ejercicios para ampliar el efecto lo máximo posible.

Sitúa una pelota centrada por encima de los omóplatos y aguanta primero la presión. Después levanta la pelvis y haz el puente, descargando el peso en los hombros. Realiza pequeños movimientos, primero arriba y abajo, luego de lado a lado (si tienes dos pelotas dentro de una malla, colócalas sencillamente en sentido longitudinal).

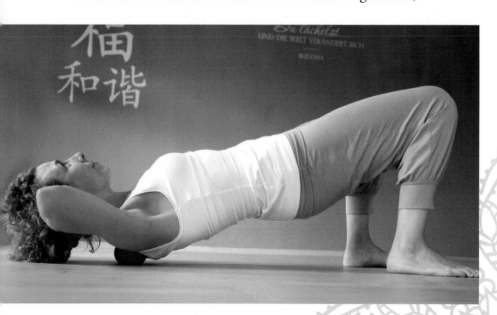

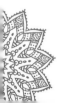

Para aumentar la intensidad, levanta adicionalmente los brazos hacia arriba en dirección al techo y muévelos relajadamente de un lado a otro como hierba mecida por el viento. A continuación, inclina el tronco a ambos lados y sigue balanceando los brazos. Haz primero movimientos rotatorios y seguidamente en zigzag. Contrae la musculatura de la espalda una par de veces y vuélvela a relajar. Con cada movimiento desplaza las pelotas un poquito para cubrir una superficie lo más extensa posible. Ahora junta un poco más las bolas, de manera que queden a izquierda y derecha de la columna vertebral, es decir, en el paso de la columna cervical a la columna dorsal (aproximadamente a la altura del cuello). Entrelaza las manos por detrás de la cabeza y levántala un poco. Haz otra vez el puente sin forzar y repite los movimientos. Acto seguido, lleva las bolas centradas a la altura de los omóplatos, junto a la columna vertebral, y vuelve a hacer uno por uno los movimientos en esta posición. En lugar del «movimiento de la hierba» esta vez puedes también subir y bajar los brazos por el suelo, como si hicieras el ángel tumbado sobre la nieve.

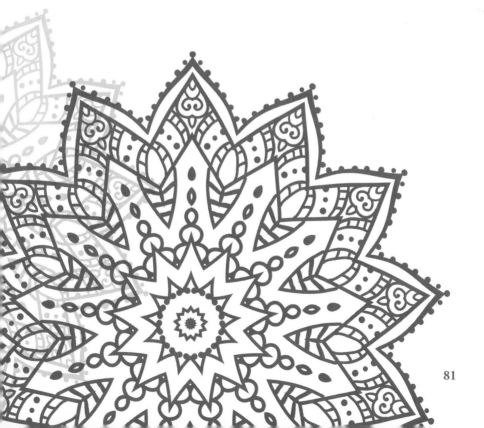

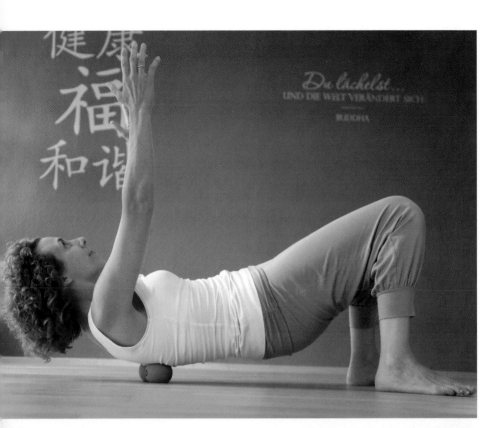

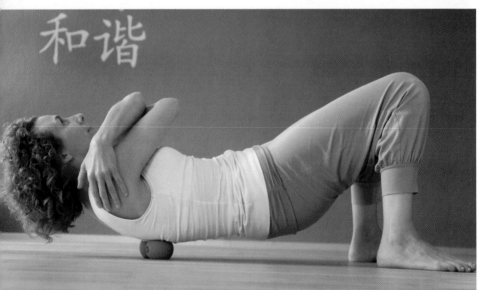

Otra variante es que lleves las manos en dirección al techo y mantengas los brazos en paralelo. Separa los omóplatos al inspirar y júntalos al espirar. Luego cruza los brazos como si te abrazaras y vuelve a moverte de un lado a otro, dibujando también, por qué no, pequeños ochos horizontales. Relaja los brazos y muévete deprisa de un lado a otro y de arriba abajo como cuando agitas algo.

A continuación, coloca las bolas por debajo de los omóplatos (por encima de los riñones) y dobla una pierna. Acércala con ritmo dinámico varias veces al tórax y después cambia de lado.

Retira las pelotas y observa cómo descansa ahora la parte superior de la espalda sobre el suelo.

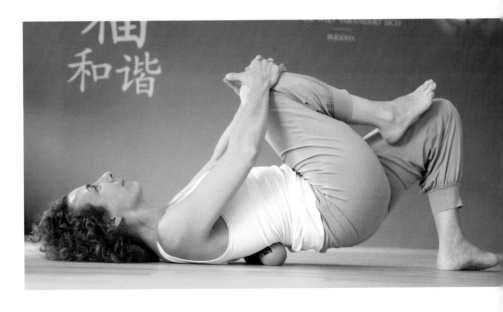

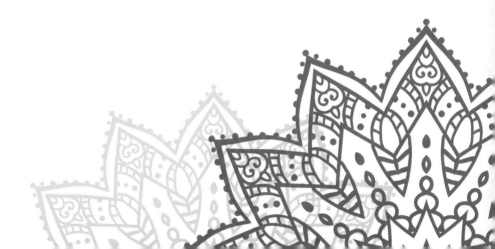

TÓRAX FRONTAL Y LATERAL

Estos ejercicios pueden incidir positivamente en el flujo respiratorio, aunque también son muy recomendables para los tejidos cicatrizales, por ejemplo, tras una intervención en la región torácica. Evidentemente, en cicatrices aún recientes (en cualquier caso, deben estar bien cerradas) es necesario proceder con suma suavidad.

Antes de empezar observa cómo fluye tu respiración.

Pared

Toma un bloque y ponte frente a la pared, de manera que puedas colocarlo por debajo de tu clavícula. Sitúa una pelota delante del bloque y apóyate en ella un poco en diagonal. Sujeta el bloque con una mano y deja caer primero todo tu peso. Muévete de un lado a otro. A continuación, realiza pequeños movimientos rotatorios, también en forma de ocho horizontal. Después incorpora el otro brazo y mécelo como hierba al viento, moviéndolo relajadamente en todas las direcciones posibles.

Luego realiza movimientos en zigzag. Con cada movimiento desplaza un poquito la pelota para cubrir una superficie lo más extensa posible. A continuación, gira de lado a la pared. Si se te cae la pelota, toma otra un poco más grande o trabaja otra vez con un bloque.

Sitúa la pelota entre tu tronco lateral y la pared, aparta el brazo y aguanta primero la presión. Luego muévete hacia arriba y hacia abajo, de manera que hagas rodamientos longitudinales sobre el tronco lateral. Después haz rodamientos también de un lado a otro, con movimientos transversales (si tienes dos pelotas dentro de una malla, colócalas sencillamente en sentido longitudinal). Realiza primero movimientos rotatorios y seguidamente en zigzag.

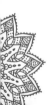

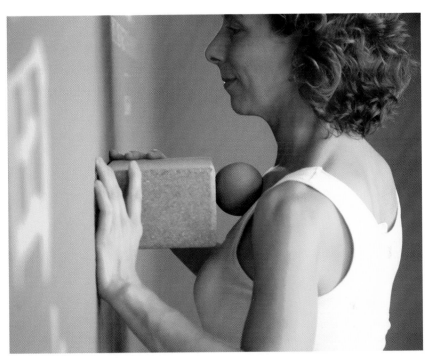

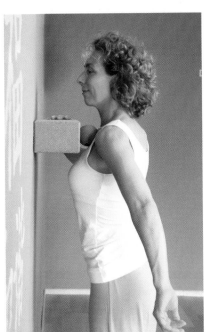

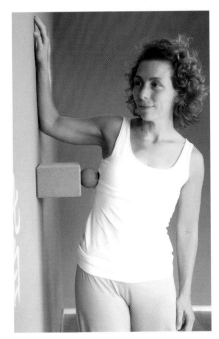

Con cada movimiento desplaza un poquito las pelotas para cubrir una superficie lo más extensa posible.

Naturalmente, sobre la zona pectoral los hombres pueden rodar en las mismas direcciones, para las mujeres suele ser un poco molesto o incluso doloroso. Para ello, ponte otra vez de cara a la pared y repite los rodamientos uno por uno.

Para un momento y compara el lado izquierdo y el derecho antes de cambiar de lado.

Suelo:

Toma un bloque y ponte a gatas en el suelo. Inclínate hacia delante y coloca el bloque por debajo de tu clavícula. Sitúa una bola sobre el bloque y apoya el tronco superior. Otra opción es tumbarte boca abajo. Aguanta primero la presión, luego muévete de un lado a otro. Realiza seguidamente pequeños movimientos rotatorios, también en forma de ocho horizontal. Incorpora después el brazo y mécelo como hierba al viento, moviendo el brazo relajadamente en todas las direcciones posibles.

A continuación realiza movimientos rotatorios. En cada movimiento desplaza la pelota un poquito para cubrir una superficie lo más extensa posible.

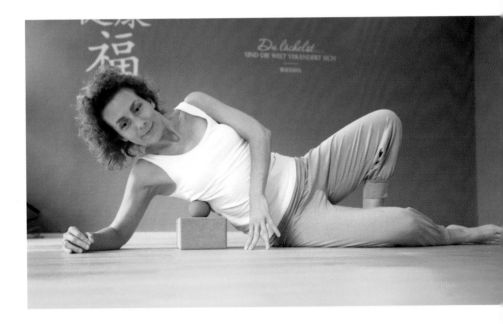

Gira luego de lado sobre el suelo y apóyate en el brazo. Aguanta primero la presión. Luego muévete arriba y abajo, de manera que hagas un rodamiento longitudinal del tronco lateral. Acto seguido, haz también rodamientos de un lado a otro con movimientos transversales (si tienes dos bolas dentro de una malla, colócalas simplemente en sentido longitudinal). A continuación, realiza primero movimientos rotatorios y luego en zigzag. Con cada movimiento desplaza las pelotas un poquito para cubrir una superficie lo más extensa posible.

Retén la sensación durante unos instantes y compara ambos lados del tórax antes de cambiar de lado.

Después de cambiar de lado retira las bolas y observa cómo te sientes. Percibe cómo fluye ahora tu respiración. Observa si hay algún cambio.

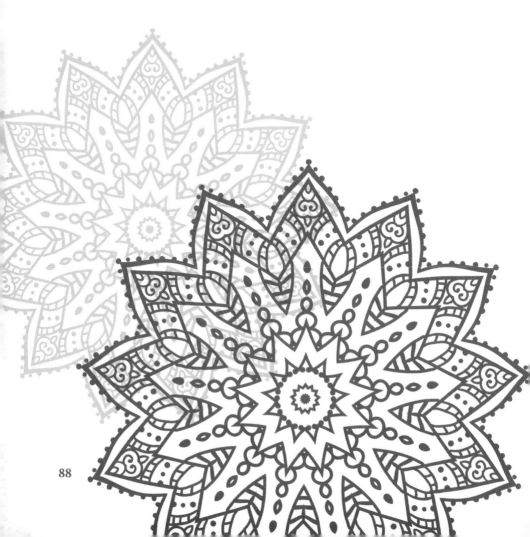

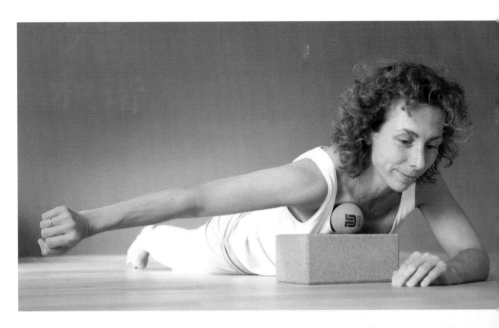

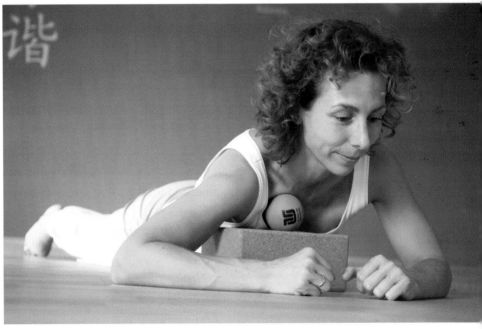

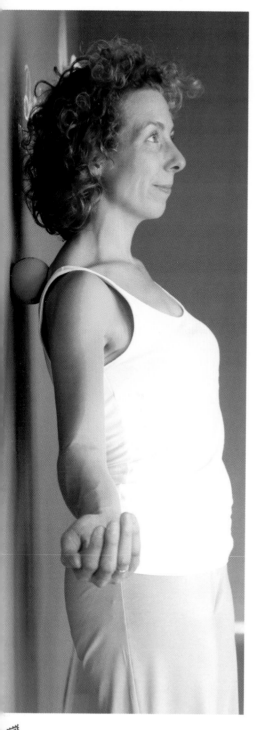

HOMBROS

Estos ejercicios pueden incidir positivamente en la movilidad de tus hombros. Antes de empezar, toma un bloque entre las manos y levanta los brazos en paralelo pegados a la cabeza. Observa hasta dónde llegas y qué sensación te produce este estiramiento.

Si los ejercicios te parecen demasiado intensos, toma entonces dos bolas dentro de una malla para distribuir la presión por una superficie más amplia.

Pared

Ponte de espaldas a la pared, coloca la pelota por encima de un omóplato y primero presiona profundamente.

Incorpora luego el brazo y mécelo como hierba al viento, moviendo el brazo relajadamente en todas las direcciones posibles. Después flexiona el brazo, súbelo y bájalo lateralmente, primero alejado y luego pegado al cuerpo; al hacerlo, el omóplato y la clavícula no suben.

A continuación, muévete arriba y abajo y de un lado a otro. Seguidamente realiza pequeños movimientos rotatorios, también en forma de ocho horizontal. Luego realiza movimientos en zigzag. Con cada movimiento desplaza la bola un poquito para cubrir una superficie lo más extensa posible. Después vuelve a colocar la pelota sobre el omóplato y repite los movimientos. Acto seguido, gira desde el omóplato un par de veces sobre el lateral y vuelve. Luego acércate a un saliente de la pared, utiliza el marco de una puerta o un bloque de yoga.

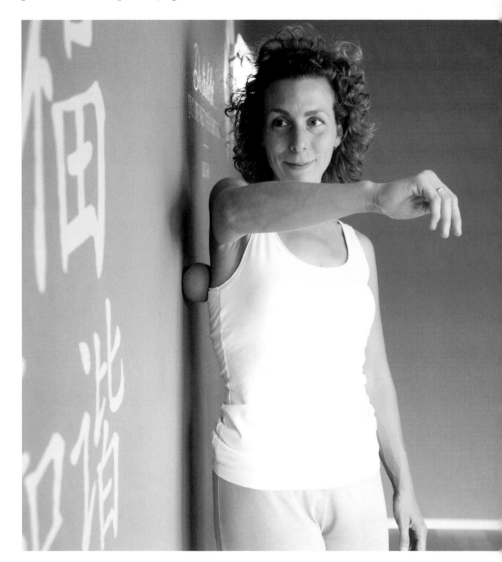

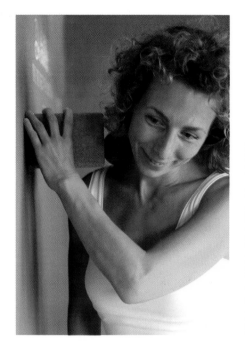 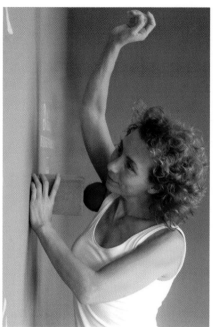

Pon la pelota en el lateral del cuello, deja primero que la presión haga efecto y luego repite los movimientos uno por uno. Después colócate de lado a la pared, levanta el brazo y coloca una pelota en la axila. Si la pelota es demasiado pequeña para este ejercicio y no puedes fijarla, vuelve a tomar un bloque. Muévete también en distintas direcciones.

Retén la sensación durante unos instantes y compara ambos lados antes de cambiar de lado.

Suelo

Túmbate boca arriba y coloca la pelota debajo de tu omóplato. Levanta la pelvis y haz el puente sin forzar, apoyando el peso sobre los hombros. Deja primero que la presión haga su efecto. Luego incorpora el brazo y mécelo como hierba al viento, moviéndolo relajadamente en todas las direcciones posibles.

Deja que una pierna o las dos caigan hacia el lado donde también está la pelota. Flexiona entonces el brazo, súbelo y bájalo lateralmente, primero alejado y luego pegado al cuerpo; al hacerlo, el omóplato y la clavícula no suben. A continuación, muévete hacia arriba y hacia abajo y de un lado a otro. Seguidamente, realiza pequeños movimientos rotatorios, también en forma de ocho horizontal. Después haz movimientos en zigzag. Con cada movimiento desplaza la pelota un poquito para cubrir una superficie lo más extensa posible por encima del

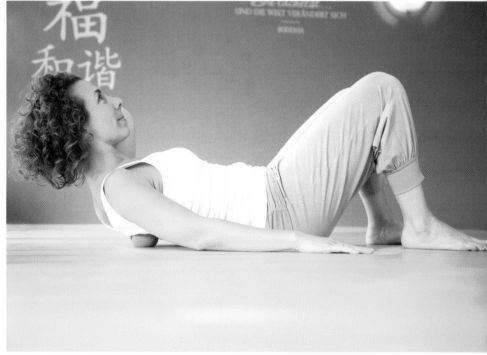

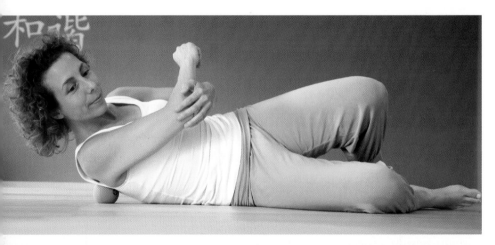

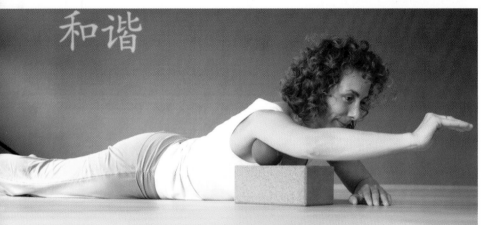

omóplato. Vuelve a colocar la pelota debajo del omóplato y repite los movimientos. Acto seguido, gira desde el omóplato un par de veces sobre el lateral y vuelve.

Después túmbate boca abajo, toma un bloque para ayudarte y pon la pelota encima. Ahora levanta el brazo y sitúa la pelota en la axila. Muévela también en todas direcciones. A continuación, desplázala un poquito hacia la clavícula y repite el ejercicio.

Retén la sensación y compara ambos laterales de los hombros antes de cambiar de lado.

Para finalizar, toma de nuevo el bloque entre las manos y sube los brazos en paralelo pegados a la cabeza. Observa si ha cambiado algo en tu percepción y movilidad.

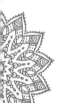

BRAZOS

Pared:

Ponte de lado junto a la pared, coloca la pelota en la cara externa de la parte superior del brazo y presiona primero profundamente.

Luego muévete arriba y abajo y de un lado a otro. A continuación, realiza pequeños movimientos rotatorios, también en forma de ocho horizontal, moviendo el brazo convenientemente. Después haz un movimiento en zigzag.

Posteriormente, contrae el brazo un par de veces manteniendo la presión sobre la pelota y vuélvelo a relajar. Con cada movimiento desplaza la pelota un poquito para cubrir una superficie lo más extensa posible.

A continuación, ponte de espaldas a la pared, flexiona el brazo y coloca la bola en el dorso de la parte superior de éste. Repite los movimientos.

Retén la sensación durante unos instantes y compara los dos laterales de tus brazos antes de cambiar de lado.

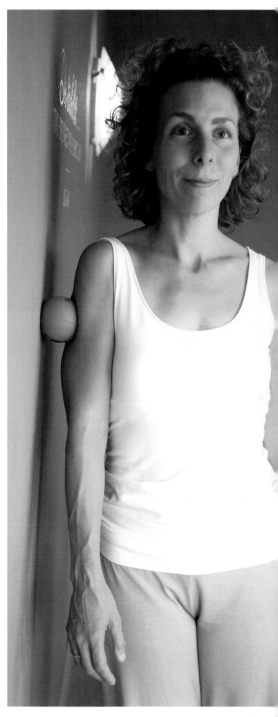

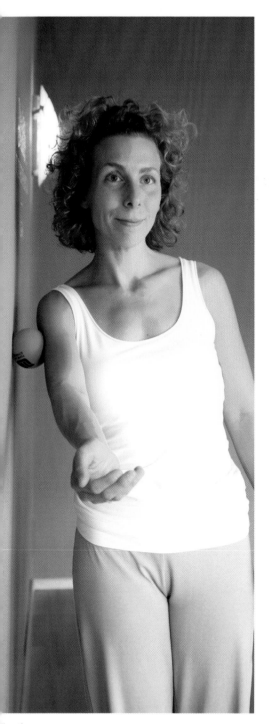

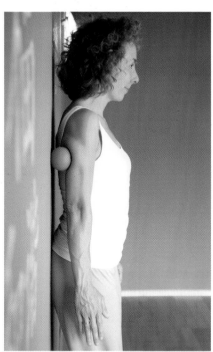

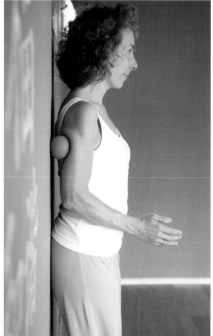

Suelo

Túmbate de lado en el suelo, lleva la pelota a la cara externa de la parte superior del brazo y presiona primero profundamente. Muévete arriba y abajo y de un lado a otro. Acto seguido, realiza pequeños movimientos rotatorios, también en forma de ocho horizontal, moviendo el brazo convenientemente. Luego haz movimientos en zigzag. A continuación, contrae el brazo un par de veces manteniendo la presión sobre la pelota y relájalo de nuevo. Con cada movimiento desplaza la bola un poquito para cubrir una superficie lo más extensa posible. Después túmbate boca arriba, flexiona el brazo y lleva la pelota a la cara posterior de la parte superior del brazo. Repite los movimientos.

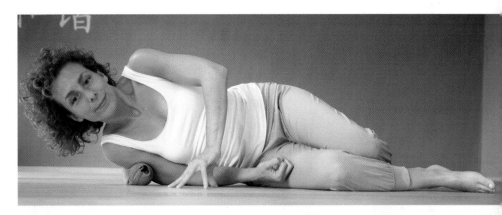

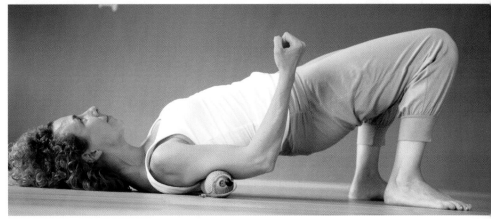

Acto seguido, estando boca abajo, pon el antebrazo encima de la pelota. Aguanta primero la presión, ve moviendo el brazo poco a poco arriba y abajo en sentido longitudinal. Si la presión es demasiado leve, siéntate con las piernas cruzadas, coloca la bola sobre un bloque y realiza rodamientos, ejerciendo con el otro brazo aún más presión en el brazo que hace el rodamiento. Hazlo cruzando un brazo por encima del otro y ejerciendo, por lo tanto, más peso. Puedes trabajar los codos sentado o tumbado, empleando dos bolas dentro de una malla en posición transversal y haciendo sobre ellas unos cuantos rodamientos longitudinales con los codos. Después puedes colocar una bola en la flexura del codo y flexionar y estirar el brazo unas cuantas veces.

Retén la sensación durante unos instantes y compara ambos brazos entre sí antes de cambiar de lado.

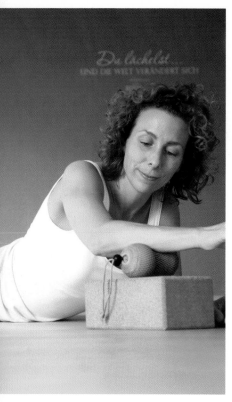 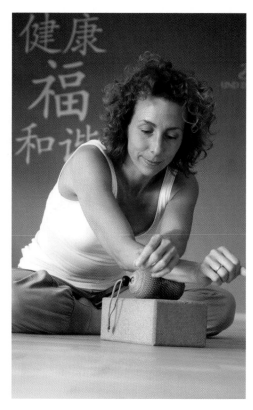

MANOS

Siéntate en el suelo o frente a una mesa, toma una bola pequeña y empieza a hacer rodamientos longitudinales por la superficie de la mano. Haz luego con la pelota pequeños movimientos rotatorios en el dorso de la mano. Ve poco a poco. Haz rodamientos también en la palma. Luego coloca la pelota sobre la palma de la mano y ciérrala y ábrela varias veces.

Retén la sensación durante unos instantes y compara una mano con otra antes de cambiar de lado.

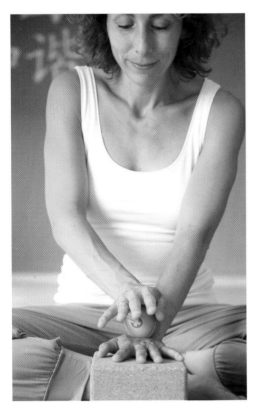
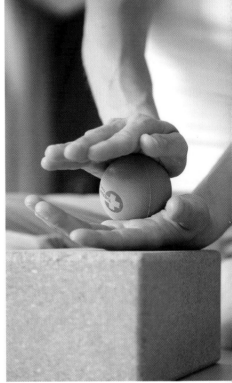

NUCA

Estos ejercicios tienen un efecto muy relajante en la zona de la nuca, que la mayoría de las personas tiene rígida. También se puede recurrir a ellos perfectamente en caso de dolores de cabeza tensionales.

Túmbate boca arriba y apoya los pies en el suelo. Mueve la cabeza un par de veces de un lado a otro y observa hasta dónde llegas y qué sientes.

Pon dos bolas (dentro de una malla) horizontalmente sobre un bloque y échate apoyando el arranque de la columna cervical. Primero hunde todo tu peso profundamente. Los osteópatas suelen empezar por este punto. Despacio, di que «sí» suavemente varias veces con la cabeza, como si estuvieras asintiendo. Luego presiona el suelo con los pies, de manera que hagas una retroversión pélvica y asientas automáticamente.

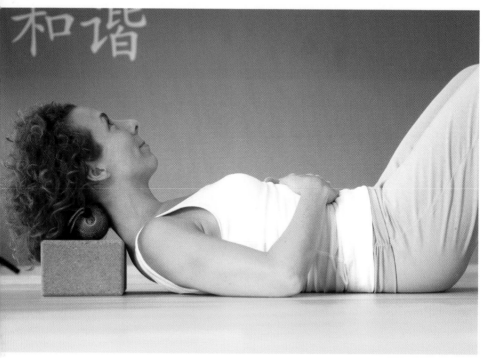

Después mueve la cabeza lentamente de un lado a otro, como si dijeras que «no» a cámara lenta. A continuación, haz movimientos en forma de ocho horizontal en ambas direcciones. Luego saca las bolas de la malla y vuelve a colocarlas en el mismo sitio, sólo que un poco separadas. Quizá tengas que sujetarlas con las manos para que no se escapen. Repite los movimientos.

Retira las pelotas y repite una vez más el movimiento lateral de cabeza que has hecho al principio. Observa si ha cambiado algo en tu movilidad o en tu percepción.

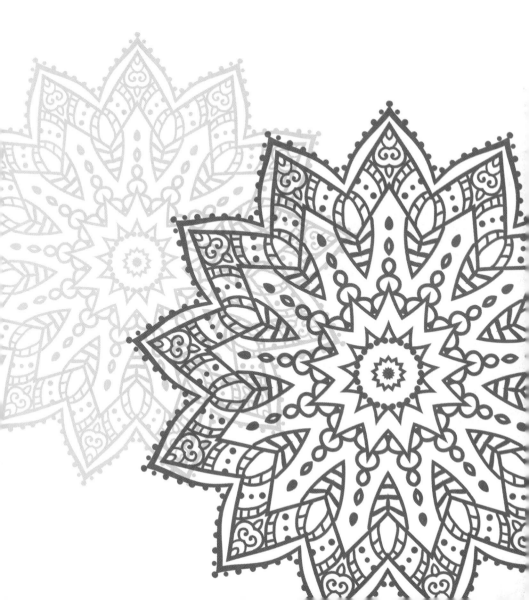

MANDÍBULA

Estos ejercicios son apropiados para antes de ir a dormir, para mitigar o incluso evitar un posible bruxismo nocturno.

Échate boca arriba, abre y cierra la boca varias veces y percibe qué sientes y cuánto puedes abrirla.

Ponte de lado y sitúa una bola sobre un bloque. Posiciona la bola por debajo de tu pómulo en la articulación mandibular.

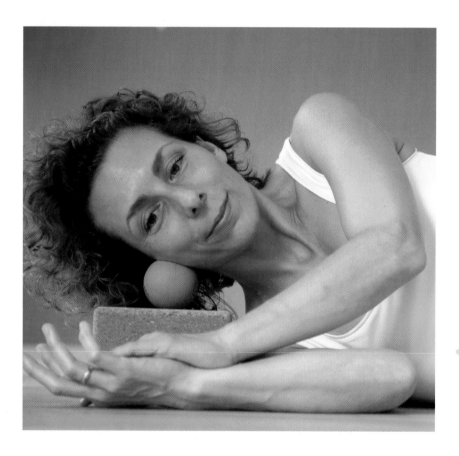

Si no estás seguro de dónde se encuentra exactamente, abre y cierra la boca unas cuantas veces, así podrás sentir el punto. Despacio, di que «sí» suavemente varias veces con la cabeza, como si estuvieras asintiendo. Después mueve la cabeza lentamente de un lado a otro, como si dijeras que «no» a cámara lenta. A continuación, dibuja círculos con la cabeza como si estuvieras trazando un ocho horizontal. Hazlo en ambas direcciones.

Retén la sensación durante unos instantes y compara los dos lados de tu mandíbula antes de cambiar de lado.

Retira la pelota y el bloque, y vuelve a ponerte boca arriba. Abre y cierra la boca varias veces y observa si algo ha cambiado.

Si tienes la articulación mandibular muy tensa, es posible que la presión realizada con el ejercicio aún sea demasiado fuerte. Otra opción es que te sientes, sujetes la pelota con la mano, la sitúes en la articulación de la mandíbula y hagas los ejercicios como se ha descrito.

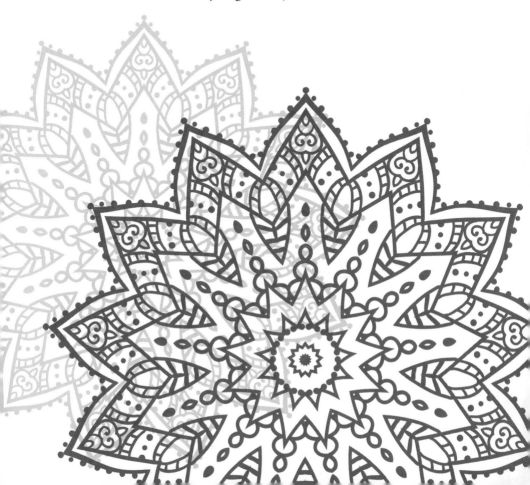

SIENES

Estos ejercicios también pueden realizarse en caso de dolor de cabeza. Muchas personas se masajean de forma totalmente intuitiva las sienes cuando tienen dolor de cabeza.

Túmbate de lado en el suelo y coloca una bola sobre un bloque. Posiciónala debajo de tu sien. Despacio, di que «sí» suavemente varias veces con la cabeza, como si estuvieras asintiendo. Después mueve la cabeza lentamente de un lado a otro, como si dijeras que «no» a cámara lenta.

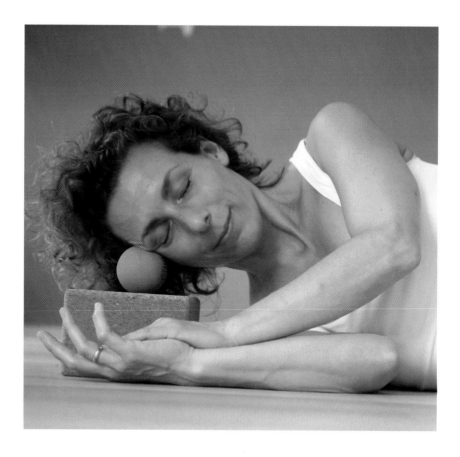

A continuación, dibuja círculos con la cabeza como si estuvieras trazando un ocho horizontal. Hazlo en ambas direcciones. Si quieres sentir más presión con este ejercicio, puedes también poner la mano sobre el lateral de la cabeza, para ejercer un poco más de peso sobre ésta.

Retén la sensación durante unos instantes y compara las dos sienes antes de cambiar de lado.

Retira la bola y el bloque, vuelve a tumbarte boca arriba y observa qué sientes.

Si la presión de este ejercicio es demasiado intensa, otra opción es que te sientes, sujetes la pelota con la mano, la sitúes contra la sien y hagas los ejercicios tal como se ha descrito.

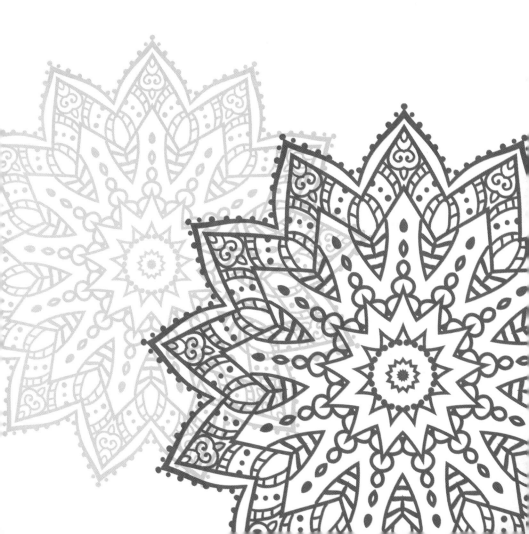

CARA

También cabe la posibilidad de trabajar el rostro con una pelota para que la piel de la cara se vuelva más tersa, estimulando la producción de colágeno y ácido hialurónico. Pero hazlo con mucho cuidado y trabaja la piel muy suavemente. Si tienes la piel sensible, desinfecta en todo caso la pelota antes de empezar el ejercicio.

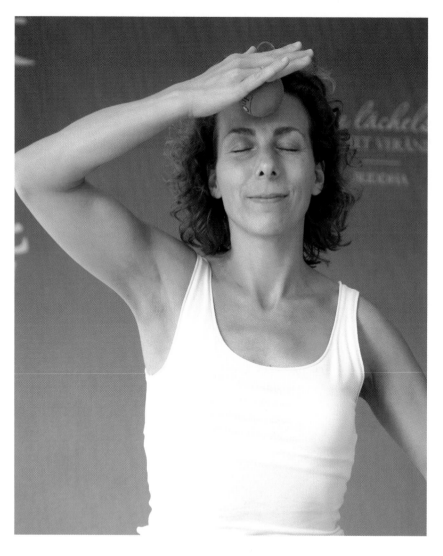

Pon la pelota en diversos puntos de la cara, por ejemplo, en la frente, el rabillo del ojo o las mejillas. Dibuja suaves círculos sobre los respectivos puntos. Si te resulta agradable, mueve también la pelota arriba y abajo y de un lado a otro.

Retén la sensación durante unos instantes y compara ambos lados antes de cambiar de lado.

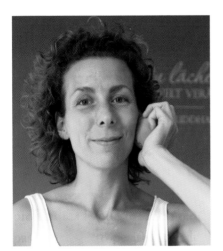
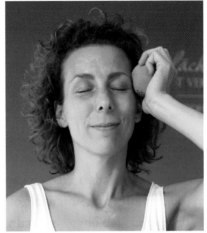

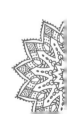

Conciencia respiratoria

Antes de empezar con la secuencia, siéntate con la espalda erguida o túmbate boca arriba con la espalda bien pegada al suelo, y tómate unos instantes para sentir tu interior y conectar contigo mismo. ¿Cómo te sientes ahora mismo? ¿Qué te parece importante de tu práctica actual de yoga? Percibe ahora tu flujo respiratorio natural. Cuando te sientas conectado con tu respiración, ve expandiéndola paulatinamente. Primero sólo cada toma de aire, luego también las pequeñas pausas después de la inspiración y la espiración. Deja que la respiración entre y salga con naturalidad y sin esfuerzo. Cuando tengas la sensación de estar centrado, abandona lentamente la percepción respiratoria y empieza el primer ejercicio.

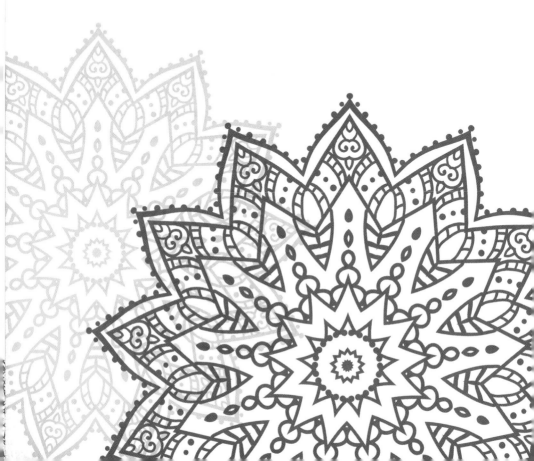

Plátano yacente

Pon un rodillo, una esterilla de yoga o una manta gruesa enrollada transversalmente en el suelo y detrás extiende una manta o coloca un cojín pequeño. Siéntate con las piernas dobladas y el lado izquierdo de la pelvis frente al rodillo, presiona el suelo con las yemas de los dedos para estirar la columna vertebral y a continuación túmbate lateralmente sobre el rodillo. Apoya la cabeza encima de tu brazo izquierdo estirado o flexionado, y alarga el brazo derecho sobre la cabeza, de manera que la mano toque el suelo. Si flexionas las dos piernas en un ángulo de 90 grados, la apertura de caderas será un poco más intensa que si las juntas más cerca.

Aguanta de tres a cinco minutos en esta postura, luego vuelve a incorporarte y túmbate boca arriba para observar cómo te sientes. En tu percepción compara un lado con otro, y cambia de lado.

Esta postura abre los laterales del cuerpo, estira los brazos y actúa especialmente sobre el meridiano de la vesícula biliar, del pulmón y el corazón.

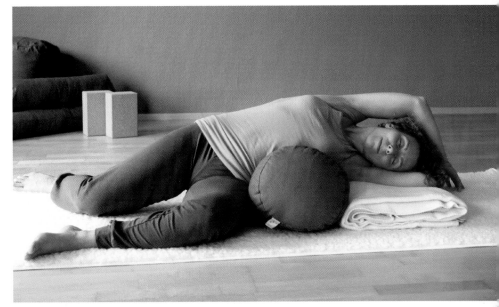

Postura 90-90

Siéntate en el suelo y flexiona ambas piernas en un ángulo de 90 grados, de manera que muslo y pierna formen un ángulo recto. Si por la apertura de cadera te resulta difícil o te duelen las rodillas, reduce el ángulo convenientemente. Inclina el tronco hacia delante, en dirección a la pierna doblada de delante.

Como alternativa también puedes adoptar una postura de torsión, para lo cual haces una torsión lateral hacia la pierna delantera y apoyas el tronco encima.

Aguanta de tres a cinco minutos en esta postura, vuelve a enderezar el tronco y recupera la postura inicial. Estira las piernas y túmbate boca arriba para observar cómo te sientes. Luego cambia de lado.

Esta postura abre la articulación interna y externa de la cadera y estira la espalda. Actúa especialmente sobre el meridiano de la vesícula biliar, de la vejiga, del hígado y los riñones.

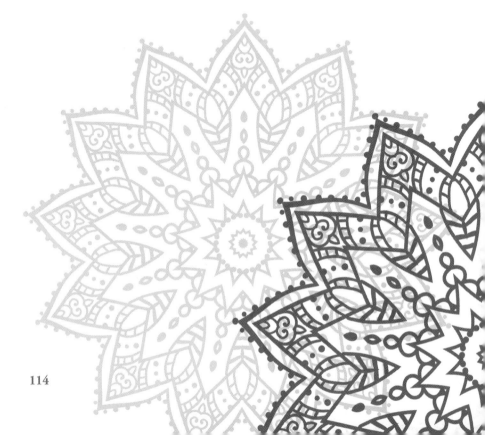

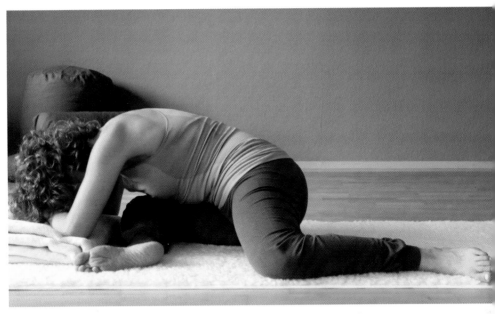

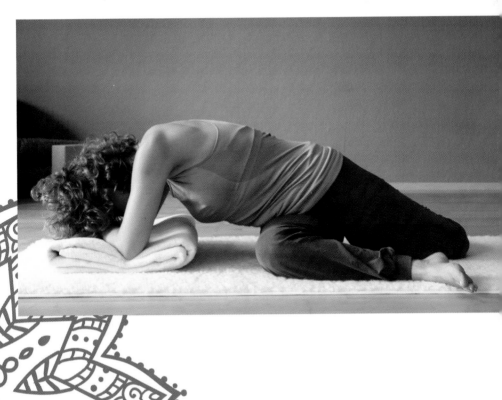

Mariposa

Siéntate en el suelo o encima de tu esterilla de yoga. Junta las plantas de los pies y deja que las rodillas, con las piernas flexionadas, caigan relajadamente hacia fuera, en dirección al suelo. Relaja la espalda y cae completamente hacia delante, hacia tus piernas dobladas. Pon las manos donde te resulte cómodo. Si tienes el cuello muy rígido, también puedes colocar uno o dos bloques apilados bajo la frente para apoyar la cabeza.

Aguanta de tres a cinco minutos en esta postura y luego endereza el tronco lentamente. Junta las piernas y ponte boca arriba para observar cómo te sientes.

Esta postura estira la articulación interna de la cadera y las caras internas de las piernas, además de la espalda, y actúa especialmente sobre el meridiano del hígado, del riñón y la vejiga.

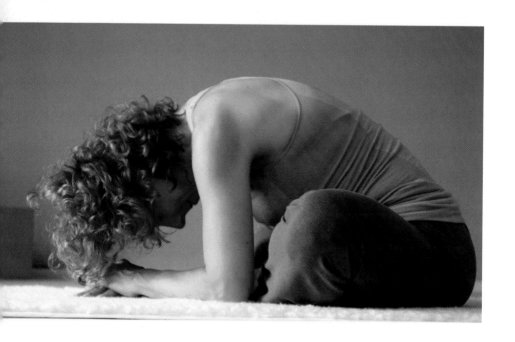

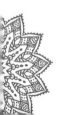

Cuadrado

Siéntate en el suelo o en tu esterilla de yoga. Dobla las piernas. Si puedes, coloca a continuación la pierna de manera que la pantorrilla derecha quede en paralelo sobre la izquierda.

Si te duele la rodilla o la articulación de la cadera no cede a este movimiento, retrocede con el pie sobre la pantorrilla o bien cruza las piernas. Relaja la espalda y deja caer el peso hacia delante, hacia las piernas. Coloca las manos como te vaya mejor.

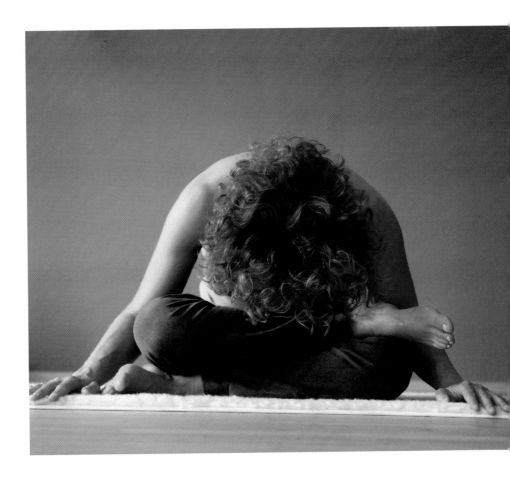

Otra opción, para finalizar, es que hagas una flexión lateral, poniendo una mano cerca de la pelvis e inclinándote hacia un lado. Al hacerlo lleva también el brazo por encima de la cabeza para estirarlo más.

Aguanta de tres a cinco minutos en esta postura, vuelve a enderezar el tronco, separa las piernas y túmbate boca arriba para observar cómo te sientes. A continuación, cambia de lado.

Esta posición abre las articulaciones externas de la cadera y estira la espalda. Actúa especialmente sobre el meridiano de la vesícula biliar y la vejiga.

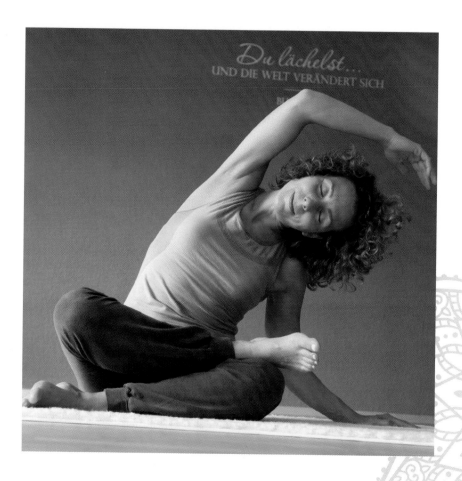

Variante de la esfinge

Túmbate boca abajo y apoya los antebrazos. Flexiona la pierna derecha lateralmente y avanza con los brazos y el tronco poco a poco en dirección a la pierna flexionada, hasta que notes un estiramiento agradable en el lado izquierdo del tronco.

Si la parte superior de los brazos se mantiene perpendicular, el esfuerzo es mínimo, con lo que puedes relajarte mejor en el estiramiento.

Hay otra variante en la que puedes apoyar el tronco sobre el lateral izquierdo y pasar el brazo izquierdo por debajo del derecho, para adoptar a una postura de torsión.

Aguanta de tres a cinco minutos en esta postura, recupera la postura inicial y túmbate relajadamente boca abajo para observar cómo te sientes. A continuación, cambia de lado.

Esta posición estira la cara anterior y lateral del tronco, así como la articulación externa e interna de la cadera con mucha suavidad. Actúa especialmente sobre el meridiano de la vesícula biliar, de la vejiga, de los riñones, del hígado, el estómago y el bazo.

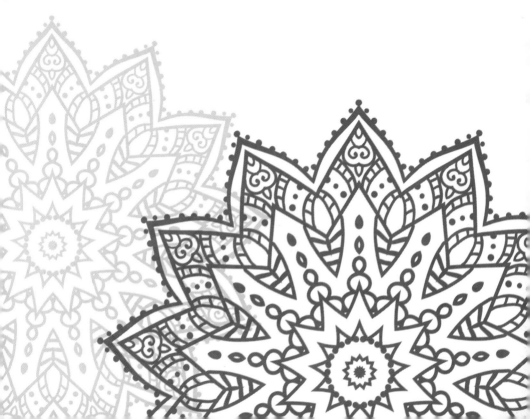

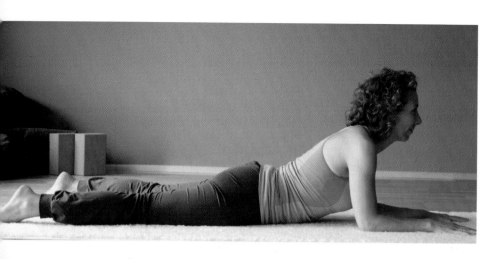

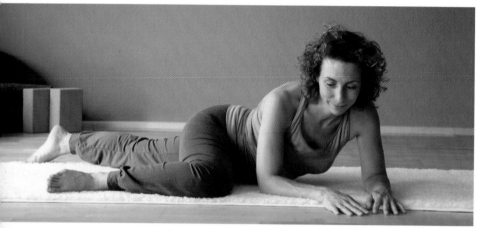

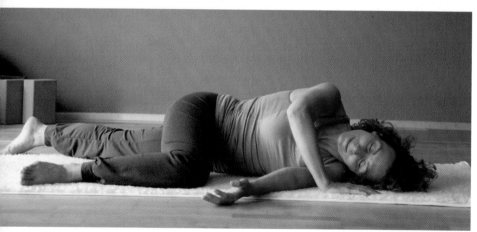

Dragón, velocista

Esta postura suele considerarse muy intensa. Si te resulta demasiado dura y por ello te cuesta soltar, emplea accesorios: coloca, por ejemplo, bloques debajo de las manos o un rodillo debajo de la pierna estirada. Evidentemente, también puedes deshacer la postura tras un período de ejecución más breve.

Ponte a gatas, lleva con impulso la pierna derecha entre las manos o acompáñala tú con una mano. La rodilla izquierda permanece en el suelo y dejas que la pelvis caiga hacia abajo. Coloca una manta debajo de la rodilla si la presión te resulta desagradable. Ahora mueve la rodilla hacia delante o hacia atrás hasta que el estiramiento del muslo y de la ingle te parezca adecuado. Pon una mano a cada lado del pie o las dos junto a la cara interna de éste; también puedes apoyarte sobre los antebrazos.

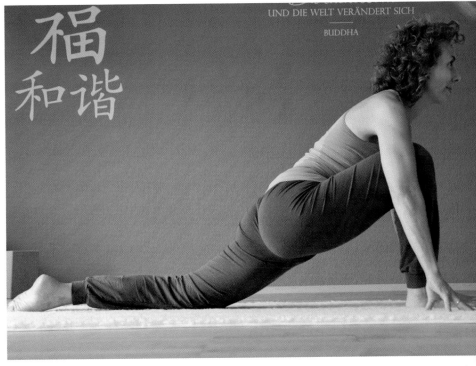

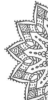

121

Si quieres notar el ejercicio con más intensidad en el tronco, puedes apoyar las manos en el muslo de la pierna flexionada y trabajar más el estiramiento vertical con una suave flexión de espalda.

Hay otra variante en la que puedes bajar el tronco y apoyarte en el antebrazo izquierdo. La mano derecha la llevas hacia la rodilla y rotas hacia la pierna flexionada.

Aguanta de dos a tres minutos en esta postura, vuelve al suelo y túmbate relajadamente boca abajo para observar cómo te sientes y luego cambia de lado. Otra opción es que entre lado y lado hagas también el perro que mira hacia abajo *(véase* pág. 123).

Esta postura estira la parte anterior del cuerpo, especialmente los muslos y las ingles, y actúa principalmente sobre el meridiano del estómago y el bazo, y en función de la variante también sobre el meridiano del hígado, de los riñones y la vesícula biliar.

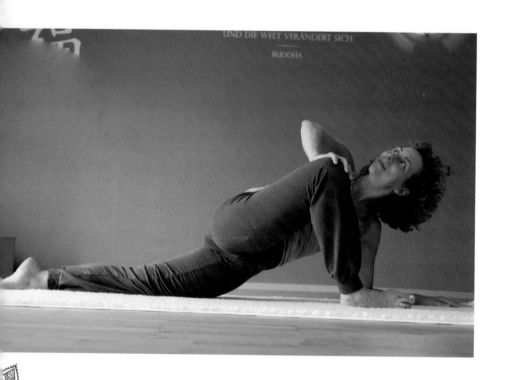

Perro que mira hacia abajo

Esta postura es aconsejable hacerla antes o después del cambio de lado del velocista. No figura entre los ejercicios yin, pero puedes intercalarla siempre que quieras, para que tu cuerpo recupere fuerza cuando tengas necesidad de ello.

Ponte a gatas, de manera que las rodillas estén debajo de la pelvis y las manos debajo de los hombros. Ahora presiona con las manos y sube formando una uve invertida, como un perro que se estira con placer. Al hacerlo, estira toda la parte posterior del cuerpo y deja el cuello lo más relajado posible. Si notas que la parte posterior de las piernas está más bien rígida, flexiónalas un poco. Asimismo puedes aumentar o reducir la distancia, en función de lo que le vaya mejor a tu anatomía.

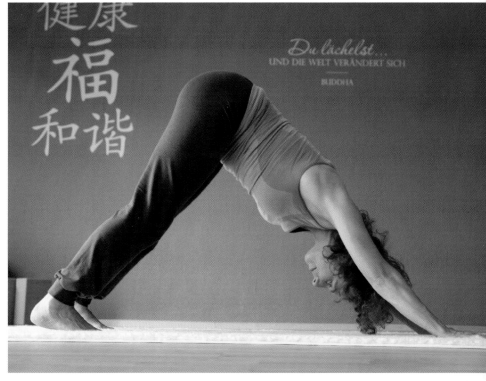

Aguanta de cinco a ocho respiraciones en esta postura y luego vuelve a ponerte a gatas para enderezarte de nuevo desde aquí.

Esta postura estira toda la parte posterior del cuerpo, abre la región torácica y los hombros, y actúa especialmente sobre el meridiano de la vejiga.

Flexión de pie hacia delante

Ponte de pie con la espalda recta y los pies ligeramente separados, relaja la columna vertebral y ve bajando el tronco despacio y con suavidad hacia el suelo. Si notas que la parte posterior de las piernas está más bien rígida, flexiónalas un poco. Así se logra estirar un poco más la zona lumbar.

Si tienes la presión sanguínea demasiado baja o demasiado alta, haz el favor de fijarte en si la postura te sienta bien. Asimismo, como alternativa siempre puedes hacer una flexión hacia delante en postura sedente *(véase* pág. 144), que es una variante más suave del mismo estiramiento. En caso de problemas severos de espalda, o sea, de hernias discales, esta postura puede resultar excesivamente intensa; así pues, otra variante muchísimo más suave sería el cochero (véase pág. 141).

Aguanta de tres a cinco minutos en esta postura, luego rueda lentamente otra vez hacia arriba o flexiona las piernas y baja a una postura sedente. A continuación, túmbate boca arriba en el suelo para observar cómo te sientes.

Esta postura estira toda la parte posterior del cuerpo, masajea los órganos abdominales y actúa especialmente sobre el meridiano de la vejiga.

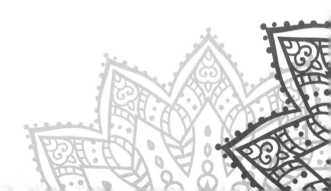
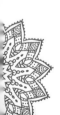

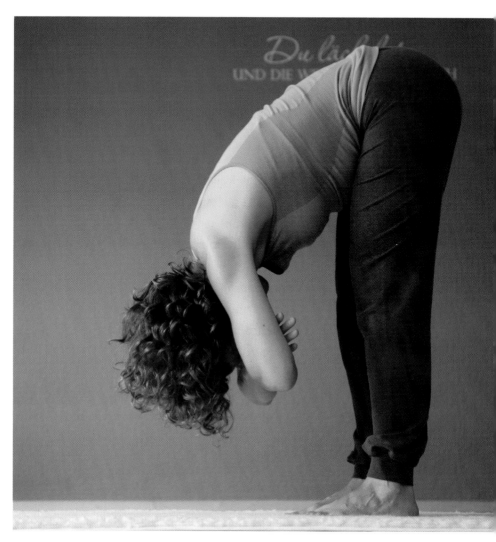

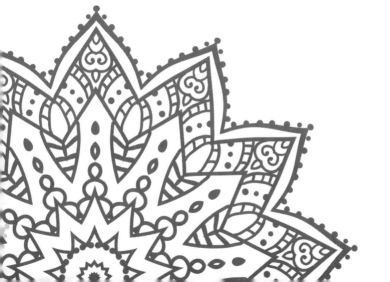

Sacacorchos con piernas largas

Este ejercicio en esta variante no es recomendable hacerlo durante el embarazo, ya que la torsión de la zona abdominal es demasiado intensa.

Túmbate boca arriba, acerca las piernas al pecho y llévalas rectas hacia el lado izquierdo, sobre el suelo. Si la espalda se resiente, flexiona las piernas convenientemente o coloca un accesorio debajo de tu pierna inferior. Lleva los brazos flexionados o estirados hacia los lados o hacia arriba junto a la cabeza. Puedes mirar hacia arriba o girar la cabeza a izquierda o derecha, en función de cómo quieras sentir el estiramiento en la columna cervical. Húndete en el suelo y relájate completamente en la torsión.

Aguanta de tres a cinco minutos en esta postura. Para deshacerla, flexiona las piernas, lleva de nuevo las rodillas a la posición inicial, acércalas al pecho y balancea de un lado a otro varias veces. Estira las piernas otra vez en el suelo y observa qué sientes. Luego cambia de lado.

Esta postura estira la cara externa del cuerpo, brazos y piernas, y masajea los órganos abdominales. Actúa especialmente sobre el meridiano de la vesícula biliar, de la vejiga, del pulmón y el corazón.

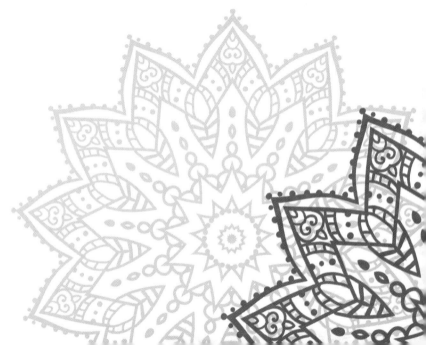

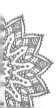

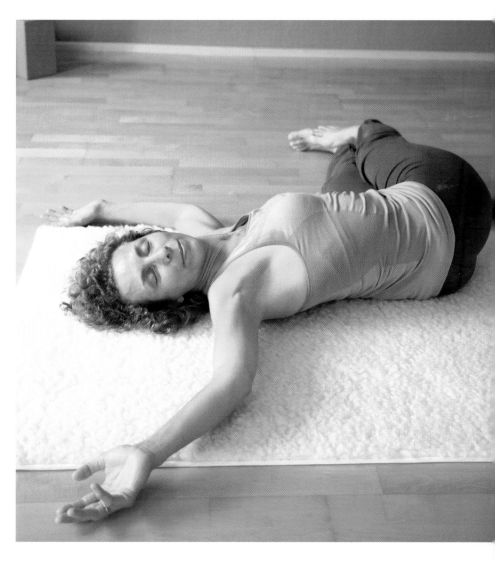

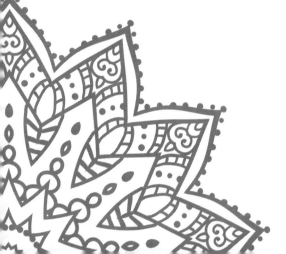

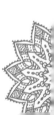

Savasana y meditación silenciosa

Túmbate relajadamente boca arriba, de manera que tus brazos estén a una distancia cómoda del tronco y las piernas caigan sin tensión hacia los lados. Apoya la cabeza en el suelo; también sobre una pequeña elevación. A continuación, busca la tranquilidad interior y lleva la atención primero a tu cuerpo, luego a tu respiración y después a tu mente. Observa qué efectos han producido en ti los anteriores ejercicios. Trata de percibir el flujo chi.

Aguanta como mínimo cinco minutos en esta postura; o más también, si quieres. Luego vuelve a incorporarte despacio sobre un lado, adoptando una postura sedente, y escucha tu silencio interior unos minutos más. Conviértete en tu propio observador, sin por ello juzgar nada. Si te cuesta mucho y tus pensamientos te distraen repetidamente, concéntrate en cambio en tu respiración y disfruta de tu propio flujo respiratorio. Observa si tu respiración ha cambiado en comparación con el principio de la secuencia.

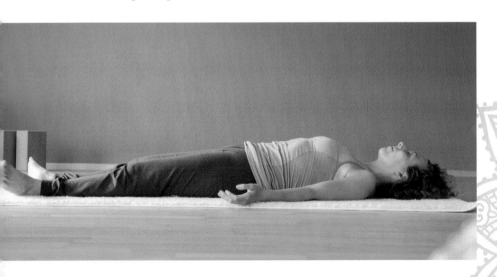

SECUENCIA II PARA TODAS LAS VÍAS FASCIALES

Conciencia respiratoria

Antes de empezar con la secuencia, siéntate con la espalda erguida o túmbate boca arriba con la espalda bien pegada al suelo, y tómate unos instantes para sentir tu interior y conectar contigo mismo. ¿Cómo te sientes ahora mismo? ¿Qué te parece importante de tu práctica diaria de yoga? Percibe ahora tu flujo respiratorio natural. Cuando te sientas conectado con tu respiración, ve expandiéndola paulatinamente. Primero sólo cada toma de aire, luego también las pequeñas pausas después de la inspiración y la espiración. Deja que la respiración entre y salga con naturalidad y sin esfuerzo. Cuando tengas la sensación de estar centrado, abandona lentamente la percepción respiratoria y empieza el primer ejercicio.

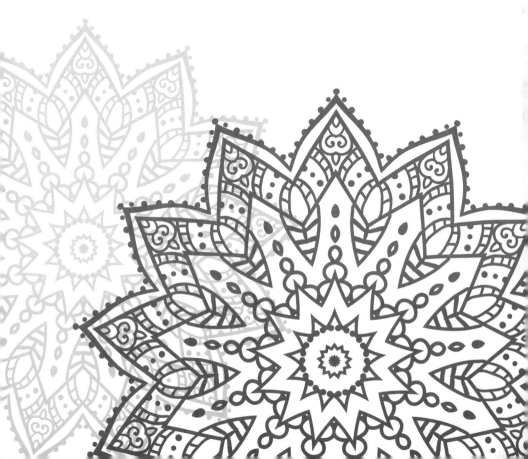

Media luna horizontal

Túmbate boca arriba y coloca los brazos junto a la cabeza. Sujeta con la mano izquierda la muñeca derecha y ve moviendo el tronco poco a poco hacia la izquierda, hasta que notes un estiramiento agradable en el lateral derecho del tronco. Seguidamente, mueve las piernas completamente estiradas también hacia el lado izquierdo, de manera que tu cuerpo adopte la forma de una media luna horizontal. Puedes dejar los pies en paralelo o cruzarlos, dependiendo de lo que te resulte más cómodo. Relaja totalmente la cabeza y mantén la pelvis pegada al suelo.

Aguanta de tres a cinco minutos en esta postura, vuelve a soltar piernas y brazos y recupera la postura inicial para observar cómo te sientes. Luego cambia de lado.

Esta postura estira los laterales del cuerpo y los brazos, y actúa especialmente sobre el meridiano de la vesícula biliar, del pulmón y el corazón.

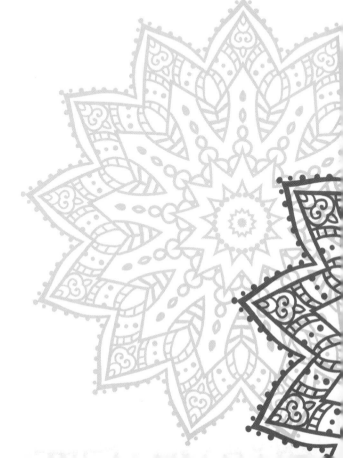

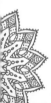

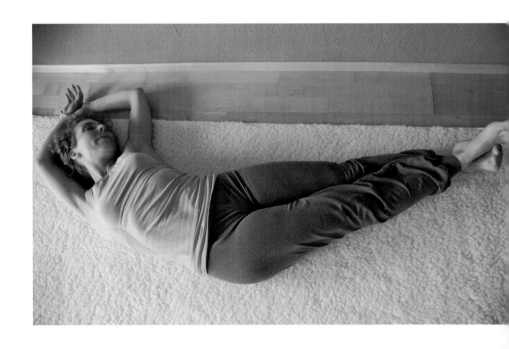

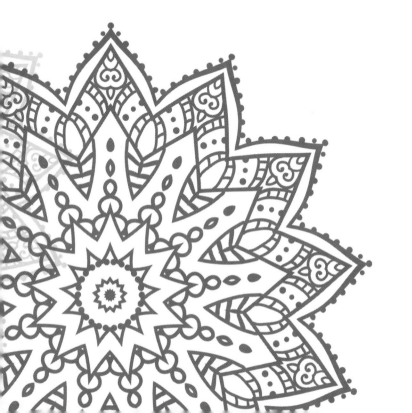

Libélula

Siéntate en el suelo y abre las piernas, de manera que notes un estiramiento agradable en la cara interna de éstas. Si te cuesta, deja en todo caso las piernas un tanto flexionadas o siéntate sobre una pequeña elevación. Coloca frente a ti un rodillo de yoga o unos bloques apilados con una manta encima y cae relajadamente hacia delante. Apoya el tronco sobre los accesorios. Si la postura te resulta problemática, levanta un rodillo de yoga en diagonal y apoya en él la frente. Aguanta de tres a cinco minutos en inclinado hacia delante.

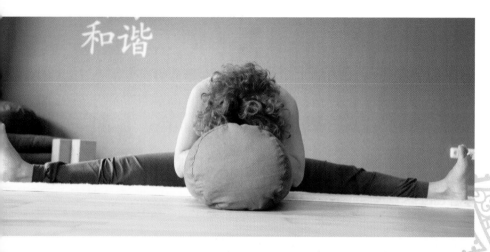

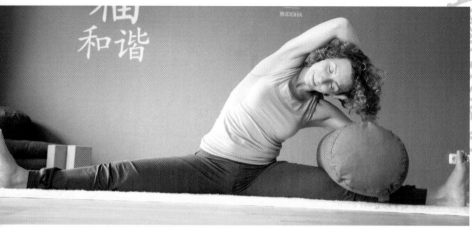

Como variante, haz a continuación una flexión lateral. Para ello vuelves a enderezar el tronco, colocas una elevación sobre tu pierna izquierda e inclinas el tronco hacia la izquierda. Lleva el brazo derecho por encima de la cabeza para estirar el lateral del tronco. Aguanta de dos a tres minutos en esta postura, luego haz la flexión lateral hacia el otro lado.

Después vuelve a enderezar el tronco, junta las piernas y túmbate boca arriba para observar cómo te sientes.

Esta postura estira las caras internas de las piernas, así como la espalda, y abre la articulación interna de la cadera. Actúa regulando los órganos del bajo vientre y estira especialmente el meridiano del hígado, de los riñones, de la vejiga y, en la flexión lateral, el meridiano de la vesícula biliar.

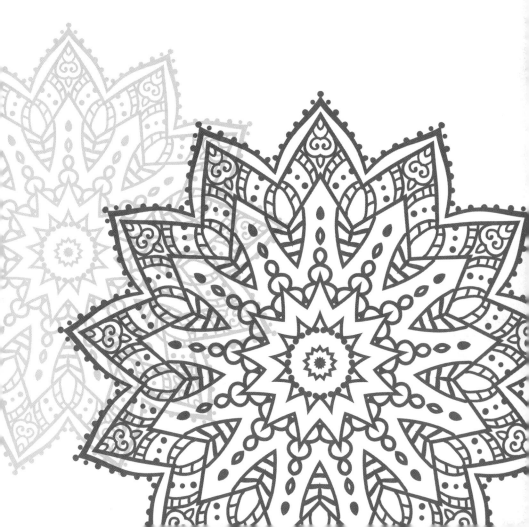

Postura unilateral de apertura del corazón

Ponte a gatas sin que rodillas y brazos formen un ángulo recto con tu cuerpo, es decir, que tus rodillas queden por detrás de la pelvis y tus manos por delante de los hombros. Si te molestan las rodillas, apóyalas en una manta. Ahora empuja con el coxis en diagonal hacia arriba, de manera que estires totalmente la columna vertebral. Dobla el brazo izquierdo y apoya la cabeza cómodamente encima. Para un estiramiento más intenso de la zona pectoral y de los hombros, puedes apoyar la mano del brazo estirado también en un bloque. Ahora, que la región torácica se hunda como un puente colgante.

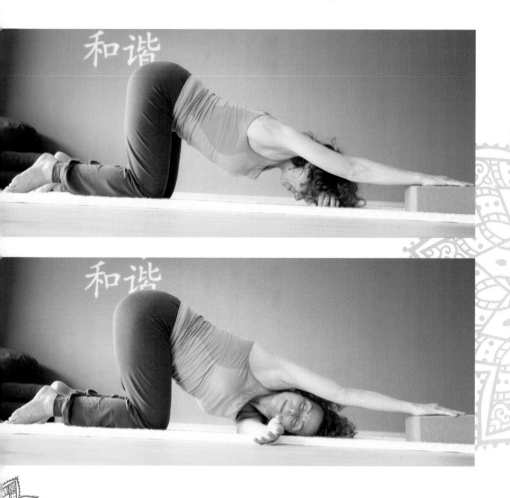

Como variante para una rotación de la columna vertebral, puedes pasar el brazo izquierdo por debajo del derecho, de manera que tu hombro izquierdo quede pegado al suelo. Puedes ladear la cabeza. Repite la torsión en ambos lados.

Aguanta de tres a cinco minutos en esta postura, suelta el brazo delantero y vuelve a la postura inicial, túmbate relajadamente boca abajo para observar cómo te sientes. Después cambia de lado, llevando el otro brazo hacia delante.

Esta postura estira el tronco anterior y lateral, así como los brazos y hombros. Actúa especialmente sobre el meridiano de la vejiga, del pulmón y el corazón, y en la variante con torsión también sobre el meridiano de la vesícula biliar.

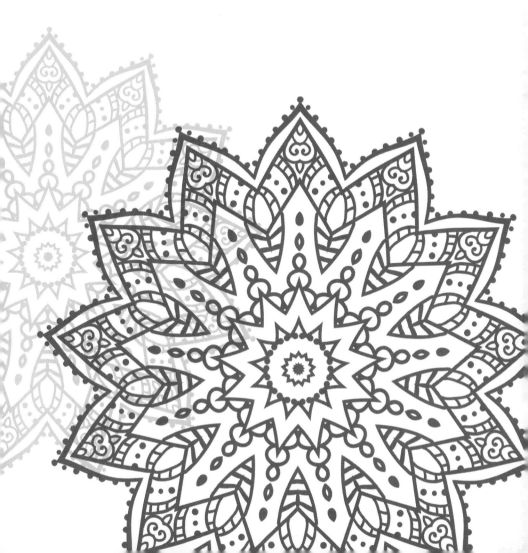

Cordones

Siéntate en el suelo o en una esterilla de yoga. Flexiona las piernas y pon la derecha encima de la izquierda, de manera que tus pies queden a izquierda y derecha de las nalgas. Si te duelen las rodillas o la articulación de la cadera no cede a este movimiento, gana altura sentándote en una manta o sobre un rodillo colocado longitudinalmente, de forma que las nalgas y las rodillas estén encima de éste. Otra opción es que estires la pierna de debajo. Relaja la espalda y cae hacia delante, hacia tus piernas. Coloca las manos como te vaya mejor.

Como variante haz para finalizar una flexión lateral, poniendo una mano cerca de la pelvis e inclinándote hacia ese lado. Para un estiramiento adicional, lleva también el brazo por encima de la cabeza.

Aguanta de tres a cinco minutos en esta postura, vuelve a incorporar el tronco, separa las piernas y túmbate de nuevo boca arriba para observar cómo te sientes. Luego cambia de lado.

Esta postura abre la articulación externa de la cadera y estira la espalda. Actúa especialmente sobre el meridiano de la vesícula biliar y la vejiga.

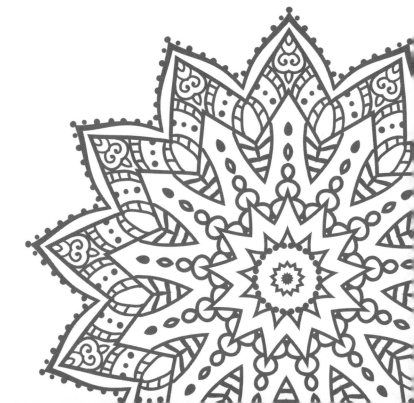

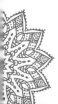

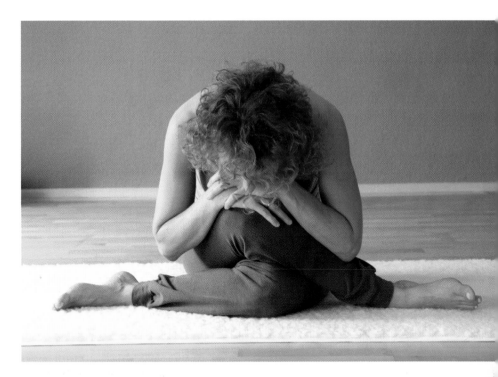

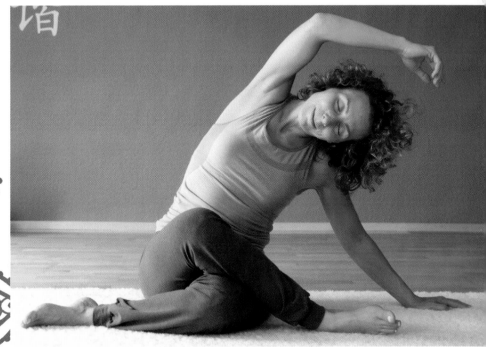

Limpiaparabrisas

Este ejercicio no es conveniente hacerlo durante el embarazo, ya que la torsión de la zona abdominal es demasiado intensa. Pero otra opción es que las embarazadas trabajen con elevaciones en forma de rodillos o mantas debajo de las piernas, para que la torsión se limite a la columna dorsal.

Túmbate boca arriba y coloca los pies separados a la anchura de las caderas. A continuación, deja que las rodillas ligeramente separadas caigan hacia el lado izquierdo, sobre el suelo. Lleva los brazos doblados o estirados hacia los lados o hacia arriba junto a la cabeza. Puedes mirar hacia arriba o volver la cabeza a izquierda o derecha, dependiendo del estiramiento que quieras percibir en la columna cervical. Para un estiramiento más intenso, puedes levantar el pie inferior del suelo y cruzarlo sobre la cara externa de la pierna o rodilla superior. Para un estiramiento más suave, junta más las rodillas y desplaza en todo caso las piernas o coloca un accesorio debajo o entre éstas. Luego descansa todo tu peso sobre el suelo y relájate totalmente en esta torsión.

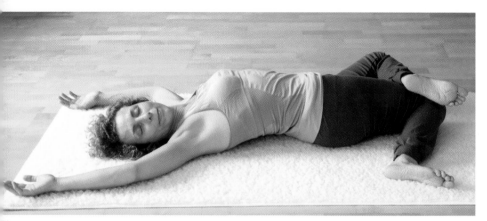

Aguanta de tres a cinco minutos en esta postura. Para deshacerla, devuelve las rodillas a la postura inicial, acércalas al pecho y balancéate varias veces de un lado a otro. Estira de nuevo las piernas en el suelo y observa qué sientes. Luego cambia de lado.

Esta postura estira los laterales del cuerpo, tanto los brazos como los hombros, y masajea los órganos abdominales. Actúa especialmente sobre el meridiano de la vesícula biliar, de la vejiga, del pulmón y el corazón.

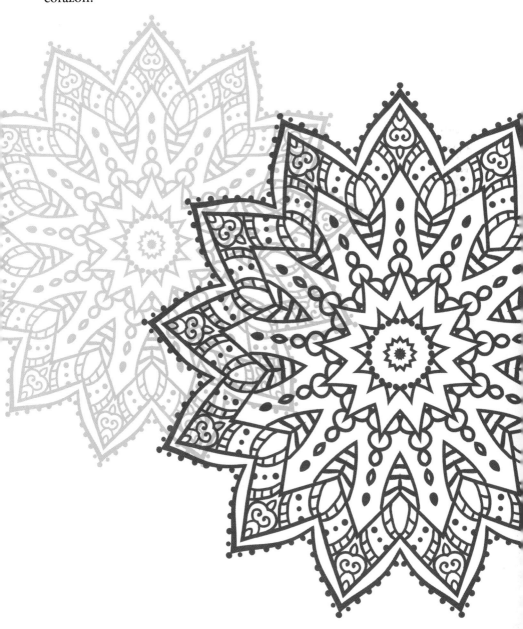

Puente del arco iris

Para esta posición necesitas un par de accesorios, lo mejor es un rodillo de yoga y una manta enrollada. Otra opción es que improvises con una esterilla de yoga enrollada y una toalla.

Coloca en el suelo, en perpendicular a ti, un rodillo de yoga y una manta enrollada. Luego túmbate boca arriba, de manera que tu pelvis y la columna lumbar descansen sobre el rodillo de yoga y los omóplatos sobre la manta. Lleva los brazos hacia arriba en diagonal al suelo. Estira bien las piernas para una flexión más intensa. Deja los pies apoyados para una variante más suave.

Aguanta de tres a cinco minutos en esta postura. Para deshacerla, lleva los brazos de nuevo junto a tu cuerpo, apoya los pies, activa el suelo pélvico y vuelve a incorporarte. Otra opción es que ruedes sobre un lado desde la postura. Retira tus accesorios y túmbate boca arriba para observar cómo te sientes.

Este estiramiento abre la parte anterior del tronco y actúa especialmente sobre el meridiano del estómago, del bazo, de los riñones, del pulmón y el corazón.

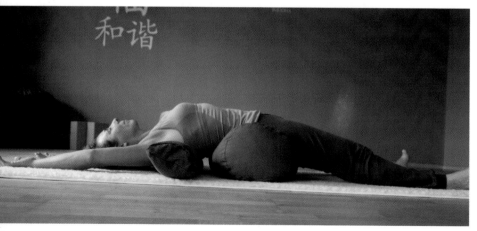

Cochero

Esta postura suele recomendarse en caso de dolores de espalda agudos o como una preparación suave para las flexiones hacia delante más intensivas.

Siéntate en el suelo y flexiona las piernas separadas a la anchura de las caderas. Inclínate con la espalda relajada hacia delante, hacia las piernas. Los brazos puedes dejarlos sueltos rodeando las piernas o rodillas. Si el estiramiento es demasiado intenso para tu cuello, apoya la cabeza en las rodillas.

Aguanta de tres a cinco minutos en esta postura, después vuelve a rodar hacia arriba y túmbate relajadamente boca arriba para observar cómo te sientes.

Esta postura tiene un efecto relajante sobre la espalda, los hombros y el cuello, y proporciona un suave estiramiento de la columna vertebral. Estira el meridiano de la vejiga.

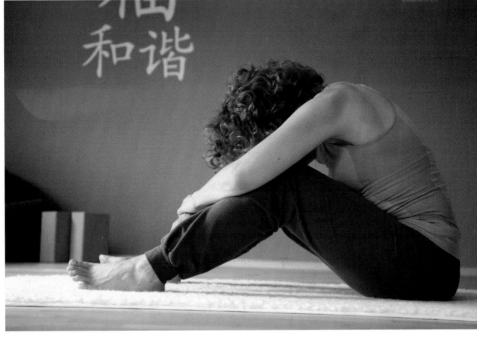

Sillín

Esta postura puede ser de lo más desafiante. Normalmente hay que darse tiempo para ir profundizando en el ejercicio, hasta que el cuerpo se abre debidamente. Si te cuesta o notas molestias en las rodillas o en la zona lumbar, te ruego que te decantes siempre por la variante más suave con accesorios. También puedes, por supuesto, reducir correspondientemente el tiempo de ejecución. Otra opción es que practiques el dragón o el velocista *(véase* pág. 121), ya que el estiramiento de la parte inferior del cuerpo es muy similar.

Siéntate sobre los talones con las piernas separadas o juntas, sentándote sobre éstos con las nalgas, o en la postura del héroe, encajando las nalgas entre las pantorrillas. Si la postura sedente elegida ejerce presión en las rodillas, siéntate encima de un bloque. Si notas una tirantez intensa en los empeines, ponte dos toallitas de cortesía enrolladas debajo de los tobillos o acolcha tus empeines con una manta. Para la variante más suave, apoya el tronco sobre un rodillo de yoga colocado longitudinalmente con una elevación debajo de la cabeza y sitúa los brazos cómodamente a los lados o por encima de ésta. Si quieres notar la postura con más intensidad, otra opción es que los lleves hasta el suelo sin accesorios.

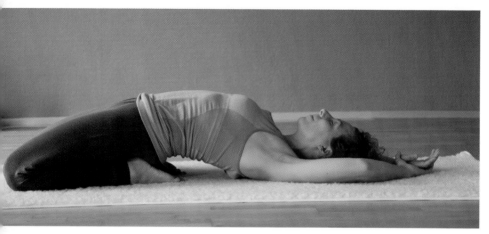

Aguanta de tres a cinco minutos en esta postura. Para deshacerla, vuelve a llevar los brazos junto al cuerpo, activa el suelo pélvico e incorpórate. Otra opción es que ruedes sobre un lado desde la postura. Retira tus accesorios y túmbate boca arriba para observar cómo te sientes. Si la sensación de evanescencia es demasiado intensa, acerca las rodillas al pecho y balancéate un par de veces.

Esta postura estira la parte anterior del cuerpo, especialmente los órganos abdominales, ingles y caras anteriores de los muslos, y comprime suavemente las vértebras, por lo que puede estimularse la producción del tejido óseo. Actúa sobre todo sobre el meridiano del estómago, del bazo, del pulmón y el corazón.

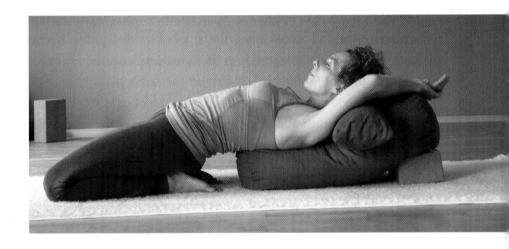

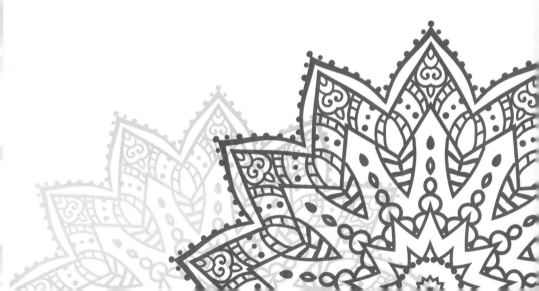

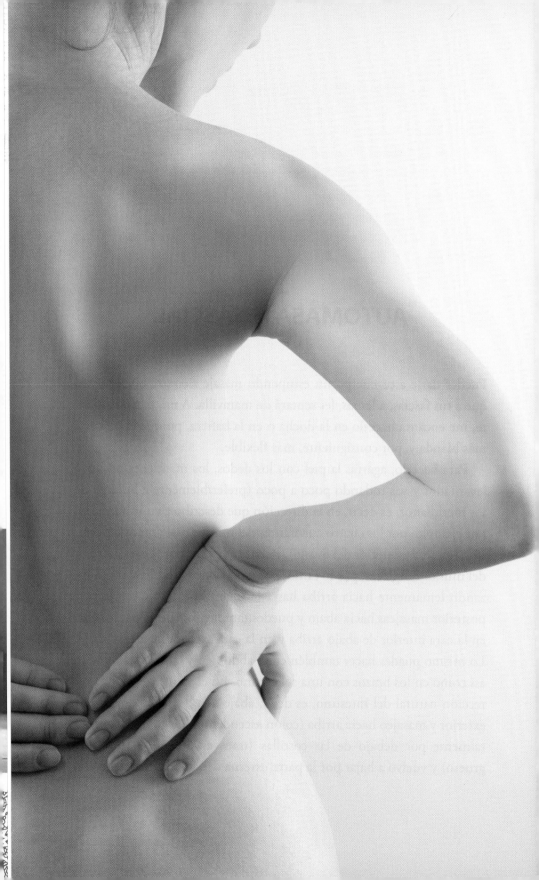

descendente). En la espalda masaje de arriba abajo. En los brazos voy de arriba abajo en la cara externa y de abajo arriba en la cara interna. Como he mencionado anteriormente, los meridianos yang discurren de arriba abajo y los meridianos yin de abajo arriba.

Si aún no estás acostumbrado a hacerlo, es posible que el pliegue de piel en ocasiones se te resbale de las manos. Sigue intentándolo y te saldrá cada vez mejor. También puedes utilizar un buen aceite para masajes, para que el masaje sea más fácil y al mismo tiempo la piel esté cuidada.

Alternativamente, puedes trabajar con un raspador Gua Sha. Es un pequeño instrumento auxiliar de materiales diversos (por ejemplo, cuerno, plástico, metal o piedra) y con el que puedes raspar el cuerpo. Esta técnica terapéutica tiene su origen en la región asiática y estimula el metabolismo y, por consiguiente, la desintoxicación del cuerpo. Con ella pueden deshacerse endurecimientos de los tejidos.

El masaje es más fácil si te pones primero un buen aceite. Tradicionalmente solía usarse vaselina, pero personalmente no lo recomiendo debido al petróleo que contiene. Para el masaje se aplica el raspador por el cuerpo y se trabaja el tejido siguiendo varias líneas sucesivas, de manera que se estimula la circulación sanguínea. Tradicionalmente, es preferible que en la espalda lo haga un terapeuta, pero yo uso el raspador tranquilamente en los brazos, piernas y a veces también en la cara (aquí hay que proceder con mucha suavidad, claro está). De todos modos, es posible que aparezcan petequias o intensas rojeces, pero que normalmente no duelen y desaparecen al cabo de un par de días. Son señal de que algo se ha movilizado en el cuerpo y de que se están eliminando toxinas.

Si quieres probarlo alguna vez, en Internet hay un estupendo directorio de terapeutas de MTC.

Otra opción fantástica, después de la técnica de Gua Sha o incluso sin ella, es darse en el cuerpo un masaje con ventosas. Se trata de un método terapéutico muy antiguo, todavía de gran actualidad incluso hoy en día. Con las ventosas se genera un efecto de vacío mediante un

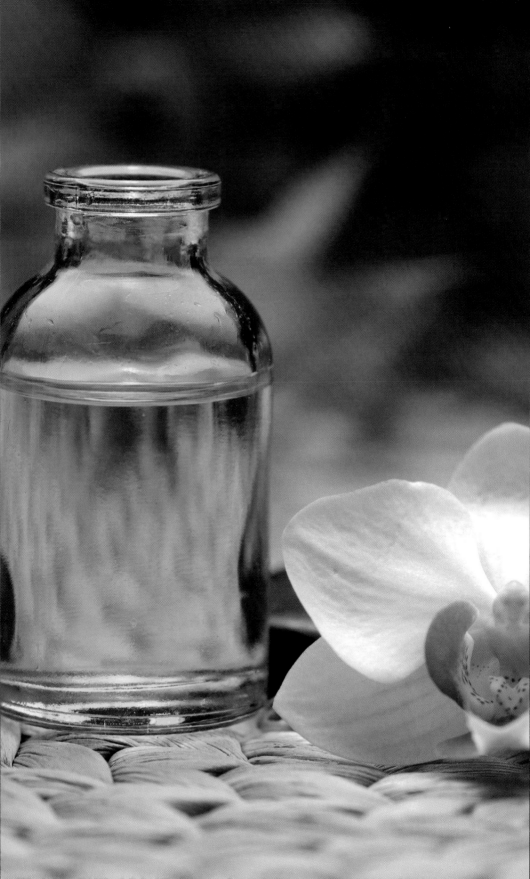

recipiente cóncavo de cristal, plástico o goma que se pone sobre la piel y con el que ésta se succiona. Mediante la succión y deslizamientos pueden liberarse adherencias fasciales. Hay diversas técnicas: el sangrado con ventosa, que sólo debería ser realizado por un terapeuta, la ventosa fija seca o bien el masaje con ventosas, que uno puede incluso darse tranquilamente a sí mismo. Aunque los terapeutas trabajan principalmente en la espalda, puedes también aplicarte esta técnica en el abdomen, en los brazos, en las piernas o en las nalgas.

Para aplicártelo a ti mismo, te pones aceite en la piel antes de emplear la ventosa. Luego succionas la piel y arrastras repetidamente el recipiente sobre ésta, hasta que se ponga roja o mientras te resulte agradable. A continuación, el recipiente se suelta muy fácilmente. No es de extrañar que aparezcan morados o rojeces, ya que la circulación sanguínea se estimula mucho con las ventosas. Además, pueden eliminarse agarrotamientos y se desintoxica el tejido conjuntivo.

Aunque este método de expulsión produce numerosos éxitos terapéuticos desde hace mucho tiempo, te recomiendo que acudas primero a un terapeuta antes de atreverte con el método Gua Sha o de ventosas, así descartas posibles contraindicaciones, como, por ejemplo, el embarazo o las varices.

Después de todas estas técnicas, así como después del rodamiento con pelotas y los ejercicios de yin yoga, haz el favor de beber suficiente agua sin gas para expulsar del cuerpo también lo más rápidamente posible las toxinas movilizadas.

No deberías repetir estas prácticas hasta que todas las posibles rojeces de tu cuerpo hayan desaparecido.

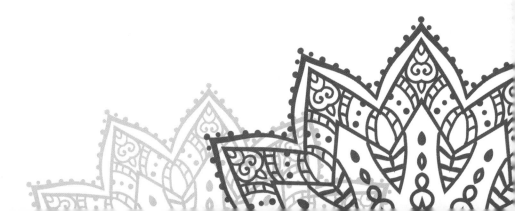

RECOMENDACIONES NUTRICIONALES PARA UNAS FASCIAS SANAS

También la alimentación juega un importante papel en el cuidado de la salud de las fascias. Puede favorecer sustancialmente el efecto de los ejercicios.

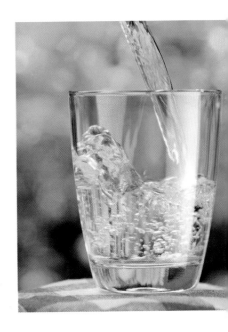

AGUA

Naturalmente, es muy importante beber mucha agua sin gas, ya que el cuerpo se compone en gran medida de agua y, por lo tanto, también nuestras fascias. Pero eso no significa que sólo tengas que beber mucha agua para que tus fascias estén suficientemente hidratadas. Si las fascias se deshidratan, anquilosan o apelmazan, beber solamente agua no es la solución a este problema, porque ésta también puede recorrer el cuerpo sin que las fascias absorban mucha. Sin embargo, si las fascias trabajan, se estiran y ejercitan con regularidad, se produce un mayor intercambio entre su líquido tisular y el agua. Entonces el agua fresca será también provechosamente absorbida por las fascias.

ALIMENTACIÓN EQUILIBRADA

Una alimentación equilibrada con un alto porcentaje de alimentos básicos frescos no redunda sólo en beneficio de nuestra salud general, sino también de las fascias, pues éstas también almacenan sustancias tóxicas. Cuanto más deshidratadas están las fascias, más tiempo permanecen estas toxinas en el tejido, dañando también, por lo tanto, al resto del cuerpo. Entonces las células adolecen de una rigidez de reacción. Debido a su elevado porcentaje de líquido, las fascias reaccionan muy deprisa a una hiperacidificación del cuerpo.

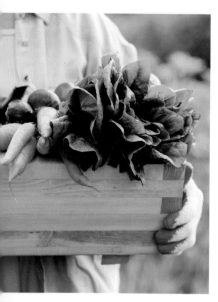

En un contexto corporal hiperacidificado, las fascias pueden perder su flexibilidad; por consiguiente, el tejido puede anquilosarse e influir así negativamente en el flujo sanguíneo y linfático, y también en las actividades musculares. Asimismo, pueden producirse inflamaciones, ya que el ácido irrita el tejido sensible. Como también los nervios están recubiertos de fascias, una hiperacidificación puede igualmente traducirse en dolor.

En el fondo, una alimentación sana es muy sencilla. El doctor Max Otto Bruker (1909-2001), médico y experto en nutrición, dijo en cierta ocasión muy acertada y escuetamente: «No comas nada publicitado». Estoy totalmente de acuerdo con esta declaración. Todavía no he visto nunca que se publiciten productos naturales como la fruta, la verdura, la ensalada, las patatas, las nueces, las semillas, los cereales integrales, los aceites de alta calidad, por ejemplo, el aceite de oliva virgen extra o el aceite de coco, las hierbas y hierbas silvestres, como el diente de león, la ortiga o la angélica menor, o las especias. Si aplicas la recomendación de seguir una alimentación lo más natural, de proximidad y de temporada posible, ya habrás hecho mucho por tu cuerpo.

Los productos animales tienen asimismo un efecto acidificante. Pero si no quieres ser vegetariano, procura simplemente reducir tu consumo e ingerir carne, pescado y productos lácteos muy conscientemente y no a la ligera. Aunque también el azúcar, el alcohol, la nicotina y el café se consideran acidificantes para el cuerpo.

Los productos elaborados y la comida enlatada apenas presentan sustancias vitales basificantes. Cuantos más productos frescos ingieras, mejor. Es verdad que eso requiere un poco más de esfuerzo, comprar más a menudo para abastecerte continuamente de frutas y verduras frescas, pero tu cuerpo te lo agradecerá enseguida, te sentirás en mejor forma y más sano, y tendrás simplemente más energía.

Las hortalizas como el brócoli o las espinacas tienen un efecto especialmente antiinflamatorio, pero también el jengibre, las cebollas y el ajo. Para las cebollas se recomienda no sofreírlas directamente después de cortarlas, sino dejarlas reposar un par de minutos, ya que a través de la reacción con el oxígeno su efecto puede incluso intensificarse. Pero también muchas frutas contienen antioxidantes antiinflamatorios, por ejemplo: la piña, los arándanos, las cerezas o la papaya. Lo mismo vale para muchas pepitas de frutas.

Razón por la que, por ejemplo, en mi batidora para *smoothies* pongo las manzanas, las peras, los albaricoques, los pomelos, los limones, los melones, las papayas, las naranjas, las uvas o los aguacates junto con las pepitas.

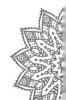

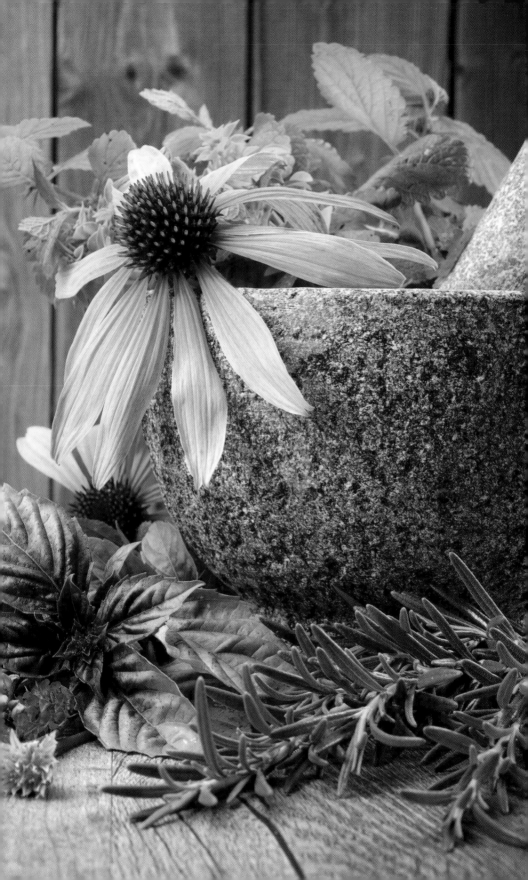

También los alimentos ricos en magnesio desempeñan un papel relevante en el cuerpo. Por ejemplo, el sésamo, las pipas de girasol y las pepitas de calabaza contienen mucho magnesio, pero también las almendras, los pistachos y los anacardos, así como las patatas, la avena y los plátanos.

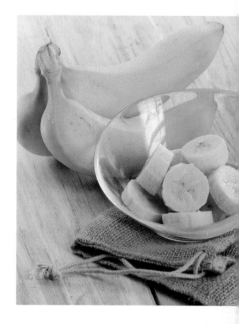

Los alimentos ricos en cinc son muy recomendables, puesto que el cinc es un componente del colágeno. Hay mucho cinc en los copos de levadura, las legumbres, el yogur, la leche, las nueces, las setas, las semillas y el pan integral.

Las vitaminas A, C, D y E son asimismo importantes para un cuerpo sano. Lo mejor es que procures siempre integrar alternativamente en tu alimentación diaria gran parte de los alimentos que se mencionan a continuación.

Vitamina A: Albaricoques, brócoli, huevos, escaramujos, col, mango, acelgas, leche, zanahorias, naranjas, papaya, pimiento, melocotones, remolacha, apio, espinacas.

Vitamina C: Bayas, kiwi, mango, cítricos, brócoli y demás hortalizas verdes, pimiento, perejil, escaramujos, espino falso, chucrut, hierbas silvestres, patatas.

Vitamina D: Aguacates, huevos, pescado, productos lácteos, setas. Además es importante obtener suficiente vitamina D del sol. Durante los meses de invierno, cuando el sol brilla con menos intensi-

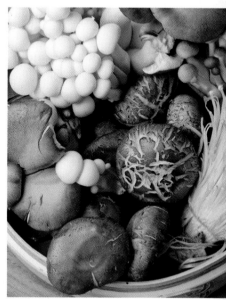

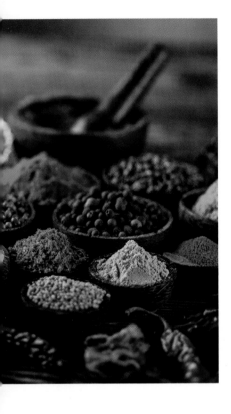

dad, también puede recurrirse a preparados de vitamina D.

Vitamina E: Aguacates, hortalizas de hoja verde, nueces, aceites vegetales, semillas, productos integrales y germen de trigo.

Naturalmente, también otras vitaminas y nutrientes desempeñan un papel importante. Procura, por tanto, comer lo más variado posible y guiarte por lo que ofrece la naturaleza según la temporada.

Hay quien aconseja fortalecer el tejido conjuntivo mediante el consumo de abundante gelatina o caldo de pollo cocinado durante horas junto con los huesos de pollo. Como vegetariana, soy incapaz de probarlo y tampoco puedo, por lo tanto, transmitir ninguna experiencia personal. Pero sí estoy en disposición de confirmar que también sin la ingestión de estos alimentos animales pueden tenerse unas fascias muy sanas, aunque las plantas no contengan colágeno alguno.

Las hierbas frescas, las silvestres y las especias forman sin duda alguna parte de una cocina sana y suscitan vivencias gustativas únicas. Además, yo utilizo diariamente la cúrcuma, una especia que tiene un considerable efecto antiinflamatorio. La cúrcuma puede comprarse sola, pero también se encuentra en casi cada mezcla de curry. La mejor manera que tiene el cuerpo de aprovecharla es junto con la grasa, así que lo suyo es, por ejemplo, tostarla ligeramente en aceite de coco, aunque también la añado con canela y pimienta a mi *smoothie* matutino.

Cuando mi sistema inmunitario está débil, como en los momentos de catarro, lo refuerzo a diario con esta bebida potenciadora del sistema inmunitario.

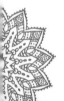

Ingredientes

- Zumo de un limón (hacerlo rodar previamente un par de veces con la mano, como en los ejercicios fasciales, así se exprime mejor)
- ½-1 cucharada de café de cúrcuma en polvo
- ¼ de cucharada de café de canela
- Pimienta fresca molida al gusto (estas tres especias se complementan en su efecto)
- 1 cucharada de miel a voluntad (la miel de Manuka, de Nueva Zelanda, es conocida por su efecto antiinflamatorio y se emplea incluso en clínicas. En la variante vegana se prescinde convenientemente de la miel)
- 200 ml de agua

Preparación

Echar todos los ingredientes en un vaso y verter agua tibia. Remover y beber de golpe, ya que de lo contrario las especias se depositan al fondo.

El sabor es un tanto peculiar, pero cuando se descubre el efecto sanador de esta bebida, uno se acostumbra.

Encontrarás más recomendaciones sobre el tema de la alimentación y fantásticas recetas sanas en mi libro *Detox mit Yin und Yang Yoga* (Detox con yin y yang yoga).

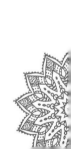

EPÍLOGO

Gracias por haber sacado tiempo para dedicarlo a este libro y porque así he podido acompañarte un rato. Te he propuesto una serie de ejercicios y recomendaciones que a mí me han dado buenos resultados, pero no hay nada inamovible. Sólo tú mismo puedes descubrir tu propia verdad. Quisiera animarte a cuestionar las cosas y averiguar por ti mismo si determinados métodos o teorías te son igual de útiles que para otra persona. De no ser así, respeta entonces la singularidad de tu cuerpo y halla tus propios caminos. Aprende a desarrollar compasión por ti mismo y a tratarte, por lo tanto, bien y con cariño. Responsabilízate de ti mismo, echando mano para ello de tu propia sabiduría, y confía en tu cuerpo.

¡Que disfrutes del camino!
OM MANI PADME HUM
Tuya, Stefanie.

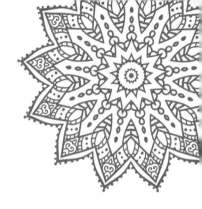

Acerca de la autora

Stefanie Arend se formó en diversas corrientes de yoga, y tras seguir la Formación de Profesores de Yin Yoga de Paul y Suzee Grilley, finalmente dio con lo que llevaba tanto tiempo buscando. Este enfoque del yoga le proporcionó una profunda paz interior y la sensación de haber encontrado su sitio, profesional y anímicamente hablando. En el año 2007 abrió su propio estudio de yoga, donde desde entonces imparte clases y ofrece un asesoramiento nutricional integral e individualizado. Desde 2012, forma en yin yoga a personas interesadas. Stefanie considera la transmisión del yoga, así como el aprendizaje continuo de esta maravillosa tradición, como el gran logro de su vida y está muy agradecida de que su camino la haya conducido hasta el momento en que se encuentra. Autora de diversos libros y DVD de yoga, su primera obra, *Yin Yoga – Der sanfte Weg zur inneren Mitte* (Yin yoga: el camino llevadero hacia el equilibrio interior), fue elegida en 2011 Mejor libro de yoga del año por «Yogaguide». Más información sobre su labor profesional, talleres y cursos de formación de yin yoga en www.yinyoga.de.

LECTURAS RECOMENDADAS

Arend, S.: *Der Sonnengruß*. Schirner Verlag, 2014.

—: *Detox mit Yin und Yang Yoga*. Südwest Verlag, 2014.

—: *Hotelzimmer-Yoga – Improvisieren auf kleinstem Raum*. Schirner Verlag, 2013.

—: *Yin Yoga – Der sanfte Weg zur inneren Mitte*. Schirner Verlag, 2011.

Clark, B.: *The Complete Guide To Yin Yoga*. White Cloud Press, 2012.

—: *Yinsights*. Yinsights Publishing, 2011.

Grilley, P.: *Yin Yoga – Outline of a quiet practice*. White Cloud Press, 2009.

Hitzman, S.: *Die Melt-Methode*. Riva, 2015.

Luczak, H., y thomas, C.: «Der innere Halt», *Geo,* 02-2015.

Miller, J.: *Roll dich fit: Muskel- und Faszienmassage für Schmerzfreiheit, Leistungsfähigkeit und Wohlbefinden*. Riva, 2015.

Mithoefer, B.: *The Yin Yoga Kit*. Healing Arts Press, Biff Mithoefer, 2006.

Myers, T. W.: *Anatomy Trains*. Urban & Fischer Verlag, 2010.

Powers, S.: *Insight Yoga*. Arbor, 2013.

Schleip, R.; findley, T. W.; «chaitow», L., y huijing, P. A.: *Lehrbuch Faszien*. Urban & Fischer Verlag, 2014.

Schleip, R.: *Faszien Fitness*. Riva, 2014.

Schleip, R., y baker, A.: *Fascia in Sport and Movement*. Handspring Publishing Limited, 2015.

Slomka, G.: *Faszien in Bewegung*. Meyer & Meyer Sport, 2014.

Schwind, P.: *Faszien*. Irisiana, 2014.

Thömmes, F.: *Faszientraining*. Copress Sport, 2013.

DVD RECOMENDADOS

Arend, S.: *Yin Yoga – Der sanfte Weg zur inneren Mitte*. Schirner Verlag, 2011.

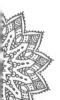

—: *Yin Yoga & Yang Yoga – Sanft und kraftvoll zur inneren Mitte*. Schirner Verlag, 2013.

—: *Yin Yoga – Entspannt zu Ausgeglichenheit und Gesundheit*. Autoeditado, 2015.

Grilley, P.: *Anatomy for Yoga, Pranamaya* (inglés), 2004.

—: *Yin Yoga, Pranamaya* (inglés), 2005.

Schleip, R.: *The Nature of Fascia*.

—: *Fascial Fitness*. Teo Film, 2011.

CRÉDITOS DE IMÁGENES

Las ilustraciones son del banco de imágenes www.shutterstock.com: Pág. 22 # 96544981 © italianestro, Págs. 30, 31, 32, 33, 34 # 292183244 © elenabsl, pág. 31 # 13317913 © patrimonio designs ltd, pág. 37 # 76258783 © Scotshot, pág. 149 # 48305869 © Yuganov Konstantin, pág. 151 # 117526144 © cameilia, pág. 154 # 120072142 © Efired, pág. 155 # 126744209 © gpointstudio, pág. 157 # 213917029 © Alexander Raths, pág. 158 # 267579800 © rebecca fondren, pág. 158 # 153644090 © bitt24, pág. 159 # 225001330 © oleksajewicz, pág. 160 # 211542739 © Joshua Resnick

Los elementos decorativos son del banco de imágenes www.shutterstock.com: Mandala: # 275964434 © An Vino

Todas las fotos de ejercicios son de Alexandra Schubert: www.myshoots-studio.de

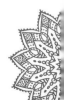

Contenido